Vas a ser mamá

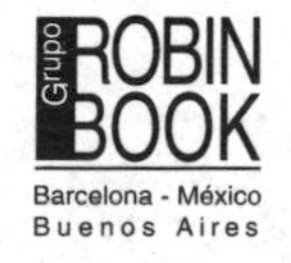

Vas a ser mamá

Marianne Lewis

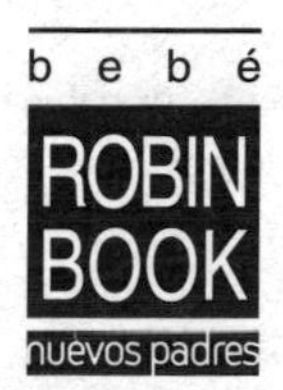

Diseño de cubierta: Regina Richling

Fotografía de cubierta: iStockphoto, Mélanie Chaput

Ilustraciones interior: Lluïsa Guedea

Diseño interior: PACMER

ISBN: 978-84-9917-005-3

Depósito legal: B-22.631-2009

Impreso por Limpergraf, Mogoda, 29-31 (Can Salvatella),
08210 Barberà del Vallès

Impreso en España - *Printed in Spain*

Índice

Introducción

El nacimiento de un hijo deseado es siempre motivo de alegría y de celebración, pero es también un momento de cambios, el inicio de una nueva etapa que empieza en el preciso instante en el que el test o el médico nos confirman el embarazo. Y como cualquier etapa nueva de nuestra vida, se caracteriza por las dudas, los miedos más o menos infundados y los continuos descubrimientos.

Así pues, este libro pretende ser una herramienta más, una fuente de información práctica a la que podréis recurrir cada vez que os planteéis una pregunta y no se os ocurra la respuesta, cada vez que surja un problema y ninguna solución os parezca satisfactoria. Y pensad que a lo largo de los nueve meses, y después, durante la cuarentena, cuando volváis a casa con vuestro hijo en brazos, eso os ocurrirá muy a menudo.

Estoy plenamente convencida de que la mejor manera de hacer frente a una responsabilidad tan exigente como la maternidad, y a todos y cada uno de los conflictos que esta supone, es estando informado, ya que solo así, sabiendo y analizando la cuestión a fondo y sin prejuicios, podemos decidir y escoger acertadamente.

Por eso he optado por un lenguaje sencillo y directo, sin eufemismos ni tecnicismos innecesarios, y he tratado de abordar todos aquellos temas que yo, u otros muchos padres y madres, se han planteado en algún momento durante los nueve largos meses que dura la gestación.

El libro está dividido en nueve grandes apartados ordenados más o menos cronológicamente, desde antes de la concepción hasta después del nacimiento. Pero en realidad puede leerse en el orden que se prefiera; así, por ejemplo, si siempre nos ha preocupado engordar demasiado y quedarnos totalmente desfiguradas, abordaremos directamente los capítulos que hablan de la alimentación y del aumento de peso; si nos da pánico pensar en las cesáreas, leeremos los capítulos que hacen referencia a ella, para ver si nos ayudan a superar nuestros temores o al menos a verlo de un modo más realista; y si lo que realmente nos preocupa es que quisiéramos concebir pero no lo conseguimos, empezaremos por los que hablan sobre la ovulación y la esterilidad.

De hecho, lo que a mí me gustaría es que hicierais vuestro este libro y que descubrierais por vosotros mismos cómo le podéis sacar más partido; porque a partir de ahora lo que importa en realidad es vuestra aventura, vuestra propia historia y vuestro hijo, esa experiencia única e irrepetible de la que vosotros seréis los principales protagonistas.

I. Cuestiones a tener en cuenta antes de la concepción

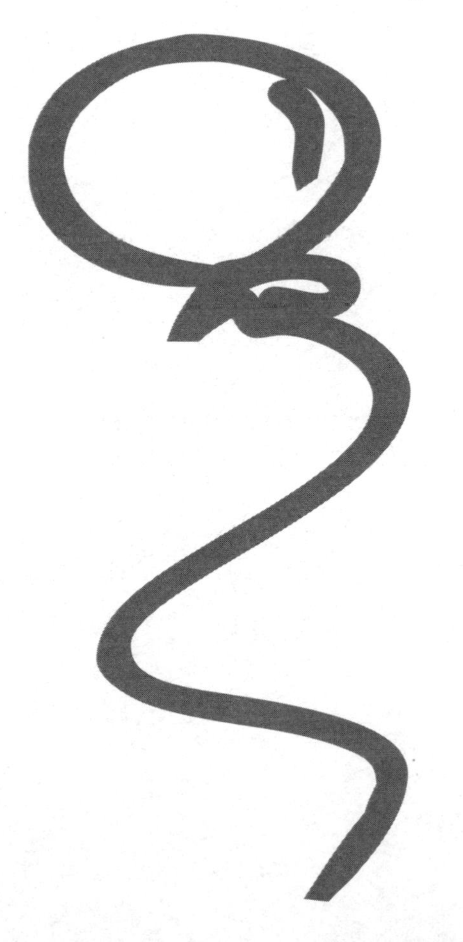

1

¿Cómo puedo saber si soy estéril?

Cuando una pareja decide tener un hijo, uno de sus principales temores, especialmente si los meses empiezan a sucederse sin que haya novedades, es el de la esterilidad. A veces puede transcurrir un año o incluso un período más largo sin que se produzca la concepción. Cuando esto ocurre uno suele temer lo peor y empieza a pensar que jamás podrá tener ese bebé tan deseado.

La esterilidad en la mujer

1. Ausencia de ovulación u ovulación defectuosa: este fenómeno afecta al 55% de las mujeres estériles. Si el óvulo no llega a madurar o no está en condiciones de ser fecundado, la concepción es imposible. Los síntomas más frecuentes de esta anomalía son la falta de menstruación o ciertas irregularidades de mayor o menor importancia. La causa del problema suele ser de tipo hormonal; se debe concretamente al mal funcionamiento de la hipófisis y el hipotálamo, los órganos que controlan los ovarios. En algunos casos, no obstante, los motivos pueden ser de tipo orgánico o psicológico.
2. Unas trompas de Falopio defectuosas: esta anomalía afecta al 40 % de las mujeres estériles. A causa de una infección, de una operación abdominal o de una malformación congénita las trompas están parcial o completamente cerradas, o no son suficientemente móviles como para conducir el óvulo hacia el útero.
3. Problemas uterinos: las malformaciones o posiciones anómalas del útero pueden ser causa de esterilidad, aunque es más corriente que provoquen abortos espontáneos.

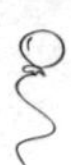

Problemas que tienen solución

1. Si la ausencia de ciclo ovárico se debe a una disfunción hormonal, el problema tiene solución en un 90 % de los casos. Si la mujer tiene un exceso de prolactina, basta con suministrar fármacos antiprolactinémicos. Si la producción hormonal de la hipófisis o el hipotálamo resulta insuficiente, basta con suministrar la hormona de la que se carece.
2. Si el problema se debe a que las trompas están obstruidas, la microcirugía permite solucionar un 30 % de los casos. Si la causa reside en la falta de movilidad de las trompas, puede bastar con una terapia antiinflamatoria.
3. Si la esterilidad se debe a una malformación del útero, existen muchas probabilidades de que una intervención quirúrgica haga posible el embarazo.

2

Hace más de un año que no voy al Ginecólogo

Todas las mujeres deben someterse a una revisión ginecológica periódica como mínimo una vez al año, independientemente de si están tratando de quedarse embarazadas o no. Pero dicha visita resulta especialmente aconsejable cuando se decide dejar los métodos anticonceptivos e intentar tener un hijo, ya que es el momento indicado para solucionar cualquier problema que pudiera dificultar o poner en peligro el embarazo.

La actuación del ginecólogo

1. Diagnosticar la existencia de un pólipo, quiste o tumor benigno, un tiroides poco o demasiado activo, una endometriosis o una infección recurrente del tracto urinario.

Información que debemos transmitir a nuestro ginecólogo

- Debemos indicarle si nacimos de un parto normal, si nos amamantaron, y si sufrimos algún trastorno físico y psíquico durante la etapa de crecimiento.
- Si trabajamos y el tipo de trabajo que realizamos, sobre todo si implica algún tipo de riesgo potencial.
- Posibles trastornos digestivos o dificultades al orinar.
- Tipo de fármacos que tomamos de forma habitual. Si fumamos, tomamos alcohol o alguna otra droga.
- Enfermedades que se han tenido, intervenciones quirúrgicas y posibles alergias.
- Fecha de la primera menstruación, características de los ciclos menstruales, edad en que se tuvieron las primeras relaciones sexuales.
- Problemas ginecológicos específicos y métodos anticonceptivos utilizados hasta entonces.

2. Si la madre de la paciente ingirió dietilstilbestrol (DES) cuando estaba embarazada de ella, realizar un examen minucioso de sus órganos reproductivos, si fuera necesario con un colposcopio.
3. Pedir que se le practiquen el test de la sífilis, la gonorrea, la infección por *Chlamydia* y el herpes. Si fuera necesario, le aconsejará que se realice la prueba del sida.
4. Recomendarle que se realice el test de la hemoglobina o hematocrito, para detectar una posible anemia; el del RH, para saber si es positivo o negativo; el de orina, para detectar la albúmina o el azúcar; el de la tuberculina, especialmente si la paciente convive con personas afectadas por esta enfermedad; el de la hepatitis B, si se halla dentro de un grupo de alto riesgo; el que permite detectar si se tienen anticuerpos de la varicela, para saber si la mujer es inmune a dicha dolencia; el de citomegalovirus, para determinar si la paciente ha sufrido o no dicha enfermedad; y el de la toxoplasmosis, especialmente si la mujer tiene un gato, o suele comer carne cruda y beber leche no pasteurizada.

3

Me gustaría saber cuándo ovulo

Si una mujer desea quedarse embarazada, debe mantener relaciones sexuales con su pareja durante los días fértiles de su ciclo menstrual, es decir, durante la ovulación. En las mujeres que tienen un ciclo regular —normalmente de 28 días— o que al ovular experimentan síntomas claros —un claro aumento del mucus vaginal, un cambio del color de la cérvix, que se vuelve azulada, o un dolor en un punto concreto de la espalda—, resulta relativamente fácil predecir los días de mayor fertilidad. Pero en las que tienen un ciclo irregular o problemas para concebir, ello resulta bastante más difícil.

El método de la temperatura basal

Durante la ovulación, la temperatura basal desciende para acto seguido subir abruptamente hasta alcanzar un punto máximo. Así pues, con la ayuda de un simple termómetro la mujer puede averiguar cuáles son sus días más fértiles. La temperatura debe tomarse por la mañana, antes de levantarse de la cama, y anotarse en una gráfica especialmente diseñada para ello en la que se marcarán también los días de la última menstruación, los días en que se mantienen relaciones sexuales y cualquier incidencia que pudiera alterar la temperatura del organismo (un resfriado, posibles infecciones, diarrea, etc.).

La temperatura se tomará preferiblemente en el ano y más o menos a la misma hora. La operación debe repetirse diariamente durante varios meses. Si la gráfica resulta suficientemente clara, sacaremos nuestras propias conclusiones; si por el contrario nos parece confusa, consultaremos con el ginecólogo, que comparará los datos y tratará de deducir el tipo de ciclo que tenemos y cuáles son nuestros días más fértiles.

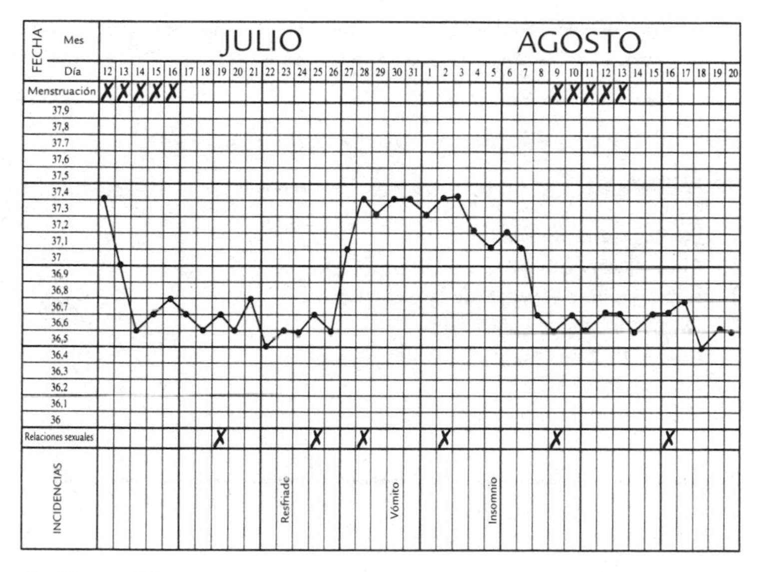

Gráfica modelo

4

No sé si seré capaz de dejar de fumar

Cuando una mujer está embarazada, su organismo se ve sometido a un trabajo más intenso; su circulación y su respiración están sobrecargadas, y la acción tóxica de la nicotina puede provocar trastornos y desequilibrios con más facilidad. Si una mujer embarazada fuma, su bebé se ve obligado a vivir en una matriz llena de humo. Ello hace que su latido car-

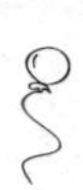

díaco se acelere, que tosa y que no pueda crecer de un modo adecuado a causa de que el oxígeno que recibe es insuficiente.

Principales problemas que puede provocar el tabaco

1. Pérdidas sanguíneas vaginales.
2. Abortos espontáneos.
3. Implantación anormal de la placenta.
4. Desprendimiento prematuro de la placenta.
5. Rotura prematura de las membranas.
6. Partos prematuros.
7. Bajo peso del niño al nacer.

Algunos consejos prácticos

- Aumente la ingestión de fruta, leche y verduras, y reduzca la cantidad de carne, pescado y queso. Con una dieta adecuada puede conseguir que su cuerpo libere la nicotina de un modo paulatino, y ello reducirá su sensación de ansiedad.
- Evite la cafeína. Tomando café tan solo logrará ponerse más nerviosa.
- Descanse tanto como le sea posible; así le resultará más fácil vencer la sensación de fatiga que suele experimentarse al dejar de fumar.
- Haga mucho ejercicio. Es el único modo de reemplazar la energía que anteriormente obtenía por medio de la nicotina.
- Trate de relajar la mente, al menos los primeros días. Si fuera posible, realice actividades que no requieran una gran concentración.
- Quede para ir al cine, al teatro o a cualquier otro sitio donde esté prohibido fumar.

Cómo conseguirlo

A algunas mujeres les cuesta mucho dejar de fumar de un día para otro. De hecho, la interrupción brusca de este hábito puede provocar una alteración neuropsíquica de carencia que podría resultar más perjudicial que el tabaco en sí. Si este es su caso, trate de dejarlo poco a poco; disminuya el número de cigarrillos que se fuma cada día hasta conseguir una abstinencia absoluta. Recuerde, no obstante, que cada persona experimenta unos síntomas distintos y debe actuar en consecuencia.

5

Tengo más de 35 años y me gustaría tener un hijo

Actualmente cada vez son más las mujeres que tienen hijos, a menudo su primer hijo, después de haber cumplido los 35. Es verdad que con la edad pueden aumentar los riesgos y las dificultades, pero también lo es que los avances médicos y tecnológicos han reducido en gran medida dichas desventajas. En último término es una decisión que debe tomar cada mujer, y por regla general el privilegio de tener el bebé cuando la madre lo considera oportuno o cuando las circunstancias se lo permiten, se impone al miedo y a los posibles inconvenientes.

Recursos con los que cuentas

1. Pruebas como la amniocentesis, la biopsia de las vellosidades coriónicas, la ecografía e incluso otras más modernas con las que todavía se está experimentando, permiten diagnosticar los defectos congénitos en una fase muy temprana del embarazo.
2 Los fármacos y una atención médica especializada pueden evitar en muchos casos los partos prematuros.
3. Si se reducen al máximo todos los factores de riesgo con los que se enfrenta cualquier mujer embarazada, sea cual sea la edad que tenga, aumentan las probabilidades de dar a luz un bebé totalmente sano.
4. Seguir una dieta correcta, hacer ejercicio y cuidarse tanto como sea posible pueden ayudamos a reducir los riesgos potenciales.

Posibles dificultades a tener en cuenta

1. Problemas para quedarse embarazada a causa de una menor fertilidad.
2. Más probabilidades de tener un hijo con el síndrome de Down u otras enfermedades cromosómicas.
3. Mayor propensión a desarrollar una hipertensión durante el embarazo, sobre todo si se está por encima del peso ideal en el momento de concebir.
4. Un riesgo mayor de sufrir abortos espontáneos.
5. Sufrir de diabetes o contraer una enfermedad cardiovascular durante el embarazo.

Si está pensando ser madre y le preocupa la edad, tenga presente lo siguiente: el salto generacional será más grande, sí; y usted probablemente tendrá menos energía y estará más apegada a sus costumbres y sus manías, pero eso no tiene por qué ser algo necesariamente negativo. De hecho son muy pocas las mujeres que se arrepienten de haber tenido un hijo a pesar de haber traspasado la barrera de los 35. Y es que en el fondo la edad es algo puramente anecdótico.

II. La alimentación y los medicamentos durante el embarazo

6

Me han dicho que tengo que comer por dos

La idea de que la mujer embarazada debe comer por dos es totalmente falsa. Lo que sí debe hacer es comer bien: es preferible la calidad de los alimentos a la cantidad, es decir, el bebé que lleva en el vientre agradecerá mucho más que ingiera 2.000 calorías ricas en nutrientes al día, que no 4.000 calorías en su mayor parte vacías. Optar por una buena dieta es importante tanto para el niño, cuyo desarrollo depende en gran medida de la alimentación de la madre, como para esta.

Ventajas de una alimentación sana

1. Menor propensión a complicaciones como la anemia y la preeclampsia.
2. Desaparición o reducción de síntomas como la fatiga, los mareos matinales, el estreñimiento o los calambres en las piernas.
3. Menos posibilidades de sufrir un parto prematuro (fenómeno que suele asociarse a una falta de zinc).
4. Mayor control sobre los cambios de humor repentinos.
5. Mayor facilidad para recuperarse rápidamente después del parto.
6. Menos problemas para eliminar el exceso de peso después de dar a luz.

Pasar hambre puede ser perjudicial para el niño

El feto no puede desarrollarse a partir de las reservas de la madre, sea cual sea el peso de esta. Necesita recibir una dosis de nutrientes a intervalos regulares. Por eso es muy importante que no nos saltemos ninguna comida, ni siquiera si hemos perdido el apetito o nos encontramos mal. Aunque usted no tenga sensación de hambre, su hijo necesita comer para seguir creciendo. Si no consigue ingerir tres comidas copiosas porque sufre de acidez de estómago o porque la sensación de constante hinchazón le ha quitado las ganas de comer, opte por tomarse seis comidas ligeras y equilibradas.

Tampoco debe optar por comer menos si durante el primer trimestre ha engordado demasiado. Piense que lo más probable es que el exceso de peso se deba al tipo de alimentos ingeridos y no a la cantidad de estos. En vez de desesperarse y tratar de realizar un régimen absolutamente desaconsejado, intente cambiar sus hábitos alimenticios. Si fuera necesario, visite a un dietista y pídale que diseñe una dieta equilibrada que respete algunos de sus alimentos preferidos. Piense que el esfuerzo merece la pena y que el bebé no tiene la culpa de que a usted no le guste lo que ve en el espejo. Ya le pondrá remedio más adelante; ahora concéntrese en el pequeño y en su salud.

7

¿Es verdad que no debo ingerir hidratos de carbono?

No es verdad que durante el embarazo haya que prescindir absolutamente de los hidratos de carbono. Para empezar hay que distinguir entre los hidratos de carbono simples y/o refinados —como el pan blanco, el arroz blanco, los cereales refinados, los pasteles, las galletas, el azúcar y los jarabes— y los hidratos de carbono complejos no refinados —como el pan y los cereales integrales, el arroz integral, las hortalizas, los guisantes y las patatas— o los frutos frescos. Los primeros son muy poco nutritivos, de modo que engordan y no alimentan; pero los segundos contienen elementos esenciales como las vitaminas B, los minerales traza, las proteínas y la fibra.

Objetivos básicos de la dieta de la embarazada

1. Cubrir sus propias necesidades nutritivas.
2. Afrontar en buenas condiciones el esfuerzo que requiere el parto.
3. Cubrir las necesidades nutritivas del feto.
4. Preparar su cuerpo para la lactancia.

Los dulces, el peor enemigo

Lo que sí hay que eliminar, o al menos reducir, son los dulces y los pasteles en general. Ninguna caloría es tan vacía, y por tanto tan inútil, como una caloría de azúcar, y este tipo de alimentos suelen contenerla en grandes proporciones; además acostumbran a estar confeccionados con harina blanqueada y una cantidad excesiva de grasas insanas que no aportan ningún nutriente al bebé. Debemos tener en cuenta asimismo que alimentos que hasta ahora no nos engordaban pueden hacer que nuestro peso se dispare negativamente durante el embarazo.

Alimentos que no deben faltar en una alimentación sana

- Productos lácteos como la leche, el queso y el yogur: Aportan calcio y proteínas.
- Verduras crudas y cocidas: Aportan vitamina C, fibras y ácido fólico.
- Carne roja, preferentemente magra: Aporta proteínas y hierro.
- Carne de pollo: Aporta proteínas y hierro.
- Pescado: Aporta proteínas.
- Pan integral: Aporta proteínas, fibra y ácido fólico.
- Pasta y arroz integral: Aportan fibra.
- Fruta, sobre todo cítricos: Aporta vitamina C y fibra.

8

A más líquidos, menos retención

Existen dos razones básicas para que ingiramos más líquidos durante los nueve meses que dura el embarazo. Por un lado, la cantidad de líquido corporal de la futura madre aumenta considerablemente. Por otro, somos el único suministro del bebé, cuyo cuerpo estará compuesto en su mayor parte de agua, como el de cualquier otra persona. Así pues, si es usted una de esas mujeres que apenas beben líquidos durante el día porque no creen necesitarlo o simplemente porque no se acuerdan, este es el momento perfecto para cambiar. Toda mujer embarazada debe beber como mínimo ocho vasos de líquido al día de 220 cc cada uno. Si es usted una de las desafortunadas cuyo cuerpo retiene muchos líquidos –durante el último trimestre o incluso desde bastante antes–, deberá aumentar la cantidad de líquido ingerido sobrepasando los ocho vasos aconsejados más arriba. Aunque parezca una contradicción, aumentar la cantidad de líquidos que se toman ayuda a eliminar los fluidos sobrantes del cuerpo. La ingestión de líquidos no se realizará de golpe, sino a lo largo de todo el día. No se tomarán más de dos vasos en una sola comida, ya que ello podría diluir excesivamente la sangre de la madre provocando en su cuerpo un desequilibrio químico.

Líquidos que se pueden ingerir

Además del agua, el líquido que debemos beber en mayor cantidad por ser el más sano y el que menos calorías aporta, también podemos ingerir leche —que está compuesta por dos terceras partes de agua—, zumos naturales de frutas, zumos de vegetales naturales, sopas o caldos, agua mineral con gas, infusiones —sobre todo tisanas, que además ayudan a digerir los alimentos—, café descafeinado natural y té.

Es importante, no obstante, que la embarazada seleccione los líquidos que toma de forma inteligente. Si opta únicamente por aquellos que tienen un valor calórico alto sin tenerlo en cuenta, al final del día probablemente habrá ingerido más calorías de las que su cuerpo realmente necesita.

Otras ventajas que resultan de una mayor ingestión de líquidos

- La madre mantendrá la piel más suave e hidratada, algo que agradecerá enormemente.
- Le resultará más fácil combatir el estreñimiento, uno de los problemas típicos que suele afectar a las embarazadas.
- Eliminará más rápidamente las toxinas acumuladas en su cuerpo.
- Reducirá la hinchazón excesiva si sufre de ella; sin duda alguna un gran alivio.
- Reducirá el riesgo de contraer una infección en el tracto urinario.

9

¿Puedo beber tranquila el agua del grifo?

Cualquier ser humano puede sobrevivir alrededor de una semana sin comer nada sólido. Sin embargo, si se suprime completamente la ingestión de líquidos, el tiempo de supervivencia se reduce considerablemente. Así pues, es más peligroso no beber que no comer. Ahora bien, a muchas mujeres embarazadas les preocupa que los productos químicos que actualmente se emplean para tratar las aguas de consumo habitual puedan afectar negativamente al bebé que llevan en su vientre. En principio este

temor es infundado ya que la mayor parte del agua corriente es inocua y potable.

Problemas específicos a tener en cuenta

1. Puede estar contaminada con plomo a causa de que las cañerías por las que pasa son muy viejas o porque han sido soldadas con plomo.
2. Se puede producir una contaminación potencialmente peligrosa debido a la filtración de los desechos de las alcantarillas o de los productos químicos de las fábricas, los vertederos de productos tóxicos, los vertederos de basuras, los tanques de almacenamiento subterráneos y las granjas.

Medidas de precaución que podemos adoptar

- Acudir a la oficina de protección del medio ambiente de nuestra localidad, o a la oficina de sanidad pública, y preguntar acerca de la pureza del agua potable en nuestro distrito.
- Consultar a un experto sobre las conducciones y la calidad del agua de nuestra casa.
- Comprar un filtro de carbón para el grifo de la cocina si el agua nos parece sospechosa o tiene un sabor raro.
- Dejar que el agua corra unos cinco minutos por la mañana o cuando haya estado más de seis horas cerrada, y utilizar únicamente la fría para beber y cocinar si contiene plomo.
- Hervir el agua o dejar que repose durante 24 horas si huele y/o tiene sabor a cloro.
- Comprar agua embotellada y utilizarla tanto para beber como para cocinar. Debemos tener en cuenta no obstante que no toda el agua que se vende embotellada está libre de impurezas. De hecho, puede estar tan contaminada como la del grifo de nuestra casa. Asimismo, hay que distinguir entre las que contienen fluoruros y las que no, puesto que estos pueden ser importantes para los huesos y los dientes de la madre.

10

Antes de quedarme embarazada solía beber alcohol

El alcohol se absorbe muy rápidamente y penetra en el torrente sanguíneo fetal más o menos en las mismas concentraciones presentes en la sangre materna. Esto significa que la madre comparte con el bebé cualquier bebida alcohólica que tome. El problema es que el feto precisa el doble de tiempo que su madre para eliminar el alcohol de su sangre, y que las células de su hígado y de su pequeño cerebro son mucho más frágiles y delicadas. No obstante, parece que ingerir una cantidad moderada de alcohol durante las primeras semanas del embarazo o antes de saber que se está en estado, no resulta perjudicial para el bebé. Lo que sí es peligroso es seguir bebiendo una cantidad considerable a medida que avanza el embarazo. Se considera que una mujer bebe en exceso si consume diariamente cinco o seis raciones de vino, cerveza o bebidas destiladas. Pero los problemas pueden presentarse incluso ingiriendo una cantidad menor. Lo que está claro es que cuanto más beba la madre, mayor será el riesgo potencial para el bebé.

Consejos prácticos para dejar el alcohol

Lo más prudente es dejar de beber alcohol desde el momento en que se sabe que se está embarazada, y tomar tan solo un vaso de vino o alcohol en las ocasiones realmente especiales y preferiblemente con las comidas. Para algunas mujeres esto no implica ningún esfuerzo especial, pero para otras exige un gran esfuerzo y mucha fuerza de voluntad. Si usted se encuentra entre las mujeres que pertenecen al segundo grupo, no se desespere e intente uno de los métodos siguientes. Sustituya esa copita que se toma al llegar a casa, al final de una dura jornada, por otro método igual o más relajante, como tomar un baño caliente, ir a darse un masaje, hacer un poco de ejercicio o leer un buen libro. Elimine las bebidas alcohólicas y sustitúyalas por otras como la cerveza sin alcohol, el mosto, la sidra, etc.

Problemas fetales provocados por el consumo de alcohol

1. El síndrome alcohólico fetal (SAF): es una especie de resaca que dura toda la vida. El bebé nace con un tamaño menor al normal, con deficiencias mentales, múltiples deformidades —sobre todo en la cabeza, cara, extremidades, corazón y sistema nervioso central—, y una alta tasa de mortalidad neonatal.

2. Complicaciones obstétricas serias:
   - Una mayor propensión a sufrir abortos espontáneos.
   - Un mayor riesgo de tener un parto prematuro.
   - Que el niño pese por debajo del peso indicado.
   - Un mayor índice de complicaciones durante el parto.
   - Más posibilidades de dar a luz a un mortinato.

3. El efecto alcohólico fetal (EAF): dicha dolencia se caracteriza por una serie de problemas que afectan el desarrollo y la conducta del pequeño.

11

Soy una cafeinómana

Tanto la cafeína —presente en el café, el té, las colas y otras bebidas refrescantes— como la theobromina —presente en el chocolate— atraviesan la placenta y penetran en el riego sanguíneo del feto. Los estudios realizados con seres humanos, sin embargo, demuestran que el consumo moderado de estas sustancias durante el embarazo —hasta tres tazas diarias de café o el equivalente en otras bebidas cafeinadas— no es perjudicial para el bebé.

Consejos para dejar de consumir café

La naturaleza suele ser muy sabia y de hecho son muchas las mujeres que pierden el gusto por el café a principios del embarazo. Si este no es su caso y está preocupada porque consume demasiada cafeína, trate de poner en práctica el método siguiente:

- Ante todo, trate de encontrar una motivación para dejar de beber café u otras bebidas con cafeína, por ejemplo, proporcionar al bebé un comienzo lo más sano posible.
- Identifique la razón que le impulsa a tomar este tipo de brebajes.
- Sustitúyalos por otro tipo de bebidas, como los zumos de fruta y las aguas de selz aromatizadas, o las infusiones y los caldos, si lo que le gusta es tomarse algo caliente.

Recuerde, no obstante, que, si usted es una gran consumidora de café y deja de consumirlo de golpe, sufrirá los desagradables síntomas propios de la abstinencia. Así pues, es preferible que vaya reduciendo la dosis poco a poco hasta alcanzar las dos o tres tazas al día y que las tome preferentemente con las comidas para amortiguar sus efectos.

Razones para disminuir o eliminar el consumo de la cafeína

1. La cafeína ejerce un efecto diurético, es decir, aumenta la liberación de fluidos y calcio, sustancias vitales para la salud de la madre y la del feto. Si la mujer orina con frecuencia, desde que está embarazada, la ingestión de cafeína hará que todavía orine más a menudo.
2. El café y el té, sobre todo si se toman con leche y azúcar, llenan pero no son nutritivos. Así pues, pueden saciar el apetito de la embarazada, que dejará de consumir otros alimentos más nutritivos y necesarios.
3. Las colas suelen contener productos químicos poco aconsejables y una cantidad de azúcar absolutamente innecesaria que no aporta ningún nutriente al feto.
4. La cafeína puede exacerbar todavía más los cambios de humor típicos de las embarazadas.

5. La cafeína puede dificultar el descanso que tanto necesita la embarazada.
6. La cafeína puede impedir o disminuir la absorción de hierro, sustancia esencial tanto para la madre como para el bebé.

12

¿Debo tomar un suplemento vitamínico?

En principio, una mujer sana puede obtener todos los nutrientes y todas las vitaminas que necesita consumiendo los alimentos adecuados. Sin embargo, casi ninguna gestante sigue diariamente y durante los nueve meses del embarazo la dieta ideal; y aunque la siga muchas veces come apresuradamente, o cocina los alimentos de manera que muchas de las vitaminas y los minerales que contenían inicialmente desaparecen, o acaba devolviendo todo lo que ha ingerido a causa de las náuseas. Así pues, los suplementos vitamínicos son una especie de seguro adicional que garantizan un mejor estado de salud tanto en la madre como en el feto, una manera de garantizar que nuestro pequeño recibirá todo aquello que necesita a pesar de nuestros deslices, nuestras equivocaciones involuntarias o nuestro malestar.

Actualmente, los médicos suelen recomendar un suplemento de calcio, otro de hierro y otro de ácido fólico. No obstante, las prescripciones médicas pueden variar mucho de un ginecólogo a otro y de una mujer a otra. Y es que no es lo mismo una paciente que espera mellizos, que otra cuyo peso está por debajo de su peso ideal, que otra con un embarazo de alto riesgo.

Las fórmulas vitamínicas solo deben ser un suplemento

Los suplementos vitamínicos deben ser entendidos como un complemento, tal y como su propio nombre indica, y nunca deben sustituir una dieta rica y equilibrada. Nuestra dosis diaria de vitaminas y minerales debe proceder mayoritariamente de los alimentos que ingerimos ya que nuestro organismo asimila mejor los nutrientes que proceden de estos. Además, los productos frescos, es decir, no procesados, contienen tanto los nutrientes que conocemos y pueden ser sintetizados en el laboratorio, como otros muchos que todavía no han sido descubiertos y por tanto desconocemos. Cuando consumimos frutas o verduras obtenemos grandes cantidades de fibra y agua, así como calorías y proteínas importantes, algo que jamás puede aportarnos una simple pastilla.

Por otro lado, hay que tener presente que un exceso de vitaminas y minerales puede ser contraproducente. La premisa de que si un poco es bueno más será mejor en este caso es absolutamente falsa.

Alimentos ricos en calcio

La embarazada necesita entre 1.280 y 1.300 miligramos de calcio diarios: los alimentos más aconsejados son la leche, los yogures, el queso, la col, las acelgas, las espinacas, el brécol, las judías secas, los higos secos y las sardinas de lata.

Alimentos ricos en hierro

Casi todas las frutas, verduras, cereales y carnes contienen pequeñas dosis de hierro. Si incluimos estos alimentos y nos tomamos el suplemento recomendado por nuestro ginecólogo, nuestras necesidades estarán cubiertas.

13

La semana pasada me tomé un par de aspirinas

Tal y como indican los prospectos de casi todos los fármacos, durante el embarazo hay que tener mucho cuidado con la ingestión indiscriminada

de medicamentos, ya que estos llegan al feto a través de la placenta que por regla general los absorbe muy rápidamente. Ello no quiere decir, no obstante, que debamos olvidarnos por completo de todos ellos. Lo que sí debemos hacer es consultar antes con el médico, que valorará si los beneficios son más altos que los riesgos. Cuando se trate de problemas poco importantes —como un dolor de cabeza o un poco de fiebre— probaremos primero los remedios caseros no medicamentosos, y solo si estos fallan recurriremos a los fármacos.

La aspirina durante el primer trimestre

Si la gestante ha ingerido alguna aspirina antes de saber que estaba embarazada, no debe preocuparse. Parece ser que la ingestión de pequeñas dosis ocasionales de este medicamento durante el primer trimestre no perjudica al bebé. Lo que sí podría ser peligroso es tomar aspirinas de forma sistemática o en grandes cantidades.

La aspirina durante el segundo trimestre

Durante el segundo trimestre es aconsejable que la embarazada evite la aspirina y la reserve únicamente para cuando sea absolutamente imprescindible. Es posible que el tocólogo nos recomiende una pequeña dosis (menos de media tableta al día) si sufrimos algún problema inmunológico, si corremos el riesgo de tener un parto prematuro, si cree que podemos sufrir una preeclampsia o si existe un retraso del crecimiento fetal.

La aspirina durante el tercer trimestre

En el tercer trimestre, una sola dosis de aspirina puede alterar el crecimiento fetal o causar otros problemas serios. Este fármaco es una antiprostaglandina y como tal puede intervenir en el mecanismo de la dilatación prolongando tanto el embarazo como la dilatación propiamente dicha, además de provocar otras complicaciones durante la expulsión del bebé. Asimismo, la aspirina dificulta la coagulación sanguínea, por lo que ingerir aspirinas dos semanas antes de dar a luz puede aumentar el riesgo de hemorragias durante el parto e incluso provocar problemas de pérdida de sangre en el recién nacido.

Por lo tanto, durante el tercer trimestre no deben tomarse ni aspirinas ni otro medicamento similar, a no ser que un médico que sepa que estamos embarazadas decida que los beneficios de aquél superan con mucho los riesgos potenciales.

14

He pensado sustituir los medicamentos por hierbas

Desde hace algún tiempo existe una eclosión de las terapias alternativas y la medicina natural. Son muchas las personas que recurren a ellas pensando que son más sanas y que dañarán menos su organismo porque son menos agresivas. A consecuencia de ello existe la idea errónea de que ciertos productos, como por ejemplo las hierbas, son absolutamente inocuos e inofensivos. Lo cierto, no obstante, es que las hierbas medicinales son fármacos y a veces son más potentes que los medicamentos preparados por los laboratorios. De hecho, algunas hierbas pueden ser causantes de diarrea, vómitos, palpitaciones cardíacas e incluso abortos espontáneos. Así pues, la gestante deberá tomar las mismas precauciones con las hierbas medicinales que con el resto de los fármacos.

Precauciones que debemos tomar

- No automedicarnos nunca.
- Consultar siempre con nuestro médico e informarle de nuestro embarazo.
- No creer todo lo que dicen los libros o las revistas naturistas.
- Si seguimos dudando, obtener una segunda o incluso una tercera opción.

Riesgos adicionales de las hierbas medicinales

1. Por regla general no han pasado ningún control de calidad, por lo que pueden ser extremadamente fuertes y perjudicarnos seriamente o no ejercer el más mínimo efecto sobre nuestro organismo.
2. Por la misma razón anterior, pueden contener contaminantes dañinos que nosotras no podremos identificar, entre ellos ciertos alérgenos como partes de insectos, polen y mohos, o determinados agentes tóxicos, como el plomo y el arsénico.

Tratamientos sin fármacos durante el embarazo

- Espalda dolorida: Tomar un baño de agua caliente prolongado por la mañana y por la noche. Aplicar una bolsa de agua caliente o una esterilla envuelta en una toalla durante unos veinte minutos, 3 o 4 veces al día.
- Magulladuras: Aplicar una bolsa con cubitos de hielo durante 30 minutos. Repetir las veces que sean necesarias descansando 30 minutos entre cada aplicación. Sumergir la parte afectada en un recipiente con agua fría y cubitos de hielo durante 30 minutos.
- Quemaduras: Llenar un recipiente con agua fría y cubitos de hielo, sumergir en él un paño suave, escurrirlo y aplicarlo sobre la zona afectada. Repetir cuando el frío se haya disipado.
- Resfriados: Aplicar unas gotas nasales de solución salina. Beber un vaso de líquido —agua, zumos, sopas— cada hora.
  Las bebidas calientes, sobre todo la sopa de pollo, son las más aconsejables.
  Hacer inhalaciones cubriéndose la cabeza con una toalla durante unos quince minutos, entre 3 y 4 veces al día.
  Dejar un humidificador cerca mientras dormimos.
- Tos insistente: Hacer inhalaciones e ingerir una mayor cantidad de líquidos.
- Diarrea: Ingerir una mayor cantidad de líquidos.
- Fiebre: Llenar la bañera de agua tibia. Meterse en ella e ir enfriando la temperatura del agua añadiendo cubitos de hielo. Mojar una toalla y aplicar sobre la piel. Parar cuando se empiece a tiritar.
  IMPORTANTE: Si la fiebre es superior a los 39 grados, avisar inmediatamente al médico.
- Hemorroides: Llenar la bañera de agua caliente —suficiente como

para cubrir la zona afectada— y sentarse en ella durante unos veinte o treinta minutos, entre 2 y 3 veces al día.

- Picores: Mezclar 1/2 taza de bicarbonato de sosa y el amoníaco suficiente como para preparar una pasta. Aplicar sobre la piel.
  Evitar las duchas o baños muy calientes y prolongados, así como los jabones que resequen la piel. Usar una buena crema hidratante.
  Si los problemas cutáneos persisten, consultar con el médico.
- Supuración de ojos: Aplicar un paño mojado en agua templada sobre el ojo durante 5 o 10 minutos cada 3 horas.
- Sinusitis: Aplicar primero una compresa mojada en agua caliente —unos treinta segundos—, y luego una compresa fría. Alternar las compresas durante unos diez minutos 4 veces al día.
- Dolor de garganta: Disolver dos cucharaditas de sal en 250 ml de agua caliente y hacer gárgaras durante cinco minutos. Repetir cada 2 horas o cuando sea necesario.

15

Tengo la gripe

Cuando se está embarazada, un simple resfriado o una gripe, dos enfermedades benignas que normalmente combatimos en dos o tres días guardando un poco de cama y tomándonos un par de aspirinas, pueden resultar bastante desagradables. Por un lado, no debemos tomar la medicación a la que recurrimos normalmente. Por otro, este tipo de dolencias suelen durar más de lo habitual porque nuestro sistema inmunitario suele funcionar más lentamente con el fin de proteger al bebé —un cuerpo extraño— del rechazo inmunológico.

Algunos consejos prácticos

1. Actuar tan pronto como se detecta el primer síntoma de gripe o resfriado. Meterse en la cama inmediatamente o, si eso nos resulta im-

posible, cuidarse de forma extrema: aumentar las horas destinadas al descanso, tomar bebidas calientes a menudo, abrigarse bien, etc.

2. Ingerir una gran cantidad de líquidos. Cuando se está resfriado o se tiene la gripe, el cuerpo pierde una gran cantidad de líquidos a causa de la fiebre, las continuas secreciones nasales y los estornudos. Hemos de reponerlos ya que de lo contrario podríamos sufrir una deshidratación.
3. Por la noche o cuando se tumbe para descansar un poco, mantenga la cabeza ligeramente levantada. Le resultará más fácil respirar.
4. Debe seguir comiendo como de costumbre. Piense que a pesar de su gripe o resfriado el bebé necesita su dosis diaria para poder seguir creciendo. Además, no es un buen momento para quedarse débil. Debe obligarse a comer aunque no le apetezca.

Algunos remedios que aliviarán los síntomas

- Tome mucha sopa de pollo, así como otros líquidos calientes y zumos, especialmente de cítricos. Así repondrá los líquidos perdidos más rápidamente.
- Si tiene fiebre, dúchese o báñese con agua fría. Si no se ve capaz de resistirlo, frótese todo el cuerpo con una esponja mojada en agua tibia. Si a pesar de todo la fiebre alcanza los 39 grados, avise al médico de inmediato.
- Haga gárgaras con agua salada. Disuelva una cucharadita de sal en 220 ml de agua y caliente el agua como si se tratara de una infusión. Aliviará la sensación desagradable que siente en la garganta.
- Pulverícese la nariz con un atomizador lleno de agua salada o cómprese suero fisiológico en la farmacia. Le ayudará a eliminar la mucosidad.

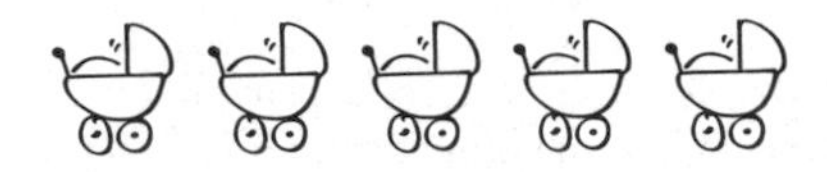

16

Tengo una gastroenteritis

Si se tienen molestias en el estómago, lo primero que hay que hacer es descartar dolencias como la intoxicación o las infecciones parasitarias. Así pues, preguntaremos a aquellos que últimamente han comido con nosotros y lo mismo que nosotros si han experimentado alguno de los síntomas que nos afectan. Si hace poco hemos visitado un país exótico o hemos hecho un viaje largo, debemos mencionarlo al médico. Ahora bien, si efectivamente se trata de una gastroenteritis, no debemos alarmamos. Esta afección no es más que una inflamación del estómago y los intestinos, y no suele durar más de 24-48 horas.

Medidas que debemos adoptar

- Guarde cama y descanse tanto como pueda con el fin de ahorrar energías. Además, parece ser que el reposo amortigua los síntomas propios de la gastroenteritis.
- Beba una gran cantidad de líquidos. Tanto la diarrea como los vómitos son tremendamente deshidratantes. Además, es muy posible que no nos apetezca, o nos resulte materialmente imposible, ingerir sólidos, por lo que resulta doblemente esencial que consumamos líquidos de forma continua. Optaremos por la bebida o bebidas que más nos apetezcan: agua, agua con gas, infusiones suaves, zumo de naranja rebajado con agua o zumo de manzana. Beberemos en pequeños sorbos y a intervalos cortos (cada 15-20 minutos, más o menos).
- Si tiene la sensación de que la leche le sienta mal —algo más que probable—, elimínela de su dieta durante un par de días. Si le sienta como de costumbre, no obstante, seguiremos tomándola.
- Si se trata de un caso verdaderamente grave y le resulta imposible ingerir nada, chupe trocitos o cubitos de hielo.
- A menos que tenga sensación de hambre, es aconsejable que esté entre 12 y 24 horas sin comer nada sólido. De este modo se recuperará antes. Recuerde, sin embargo, que no debe pasar hambre.

- No olvide tomar los suplementos vitamínicos: es posible que ahora los necesite más que nunca. Intente tomarlos cuando no corra el riesgo de devolverlos inmediatamente.

Alimentos que podemos consumir

- Caldos claros.
- Cremas de trigo o de arroz diluidas.
- Pan blanco tostado con aceite.
- Arroz blanco hervido o al vapor.
- Zumos de frutas no ácidas diluidos.
- Patatas hervidas.
- Jamón de york.
- Pollo a la plancha.
- Pescado hervido.
- Yogur o requesón.

17

Mi médico me ha dicho que puedo comer de todo

En principio la mujer embarazada puede comer de todo, ya que no está enferma ni sufre ningún tipo de alteración que se lo impida. No obstante, es aconsejable que reduzca o elimine de su dieta todos aquellos alimentos que tienen un alto valor calórico pero un escaso poder nutritivo —como las bebidas edulcoradas, los dulces en general o las patatas fritas—, que no aportan nada al bebé y en cambio pueden aumentar el volumen de nuestros muslos y caderas. También debemos eliminar en la medida de lo posible las comidas preparadas o precocinadas, porque suelen llevar una gran cantidad de aditivos y conservantes químicos potencialmente peligrosos.

Por otro lado, debemos tener en cuenta cuál es la mejor manera de aprovechar al máximo los elementos nutritivos de los distintos alimentos y de reducir las posibles molestias digestivas e intestinales que estos puedan provocarnos.

Modo aconsejado de cocinar los alimentos

1. Verduras y hortalizas:

- Todas las verduras que no requieran cocción deben tomarse crudas.
- El método de cocción que mantiene mejor las propiedades de los alimentos es al vapor. Compre un juego de ollas especiales para cocinar de este modo o corte la hortaliza bien fina y cuézala con poca agua y poca sal en un recipiente cerrado.
- No hierva las verduras, ya que perderán casi todas las vitaminas y sales minerales originales.

2. Carnes y pescados:

- Cocínelos a la plancha o al horno, y le resultará más fácil digerirlos.
- Condiméntelos con aceite, limón, poca sal y hierbas aromáticas.
- Evite los fritos.

3. Caldos:

- Prepárelos con carnes y pescados magros. Las grasas animales requieren una digestión lenta.

4. Huevos:

- Evite los huevos fritos.
- Si se decide por la tortilla, cocínela con poco aceite y a fuego lento para que no se pegue.

5. Salsas:

- Trate de evitar las que requieren sofritos elaborados o largos períodos de cocción.

- Opte por condimentos hervidos, por ejemplo el que se obtiene mezclando tomate, apio, zanahoria y cebollas.

6. Dulces:

- Sustituya el azúcar blanco por la miel, un edulcorante perfecto que ejerce un efecto beneficioso y tonificante sobre el aparato digestivo y los intestinos.

III. Cambios normales que se experimentan durante el embarazo

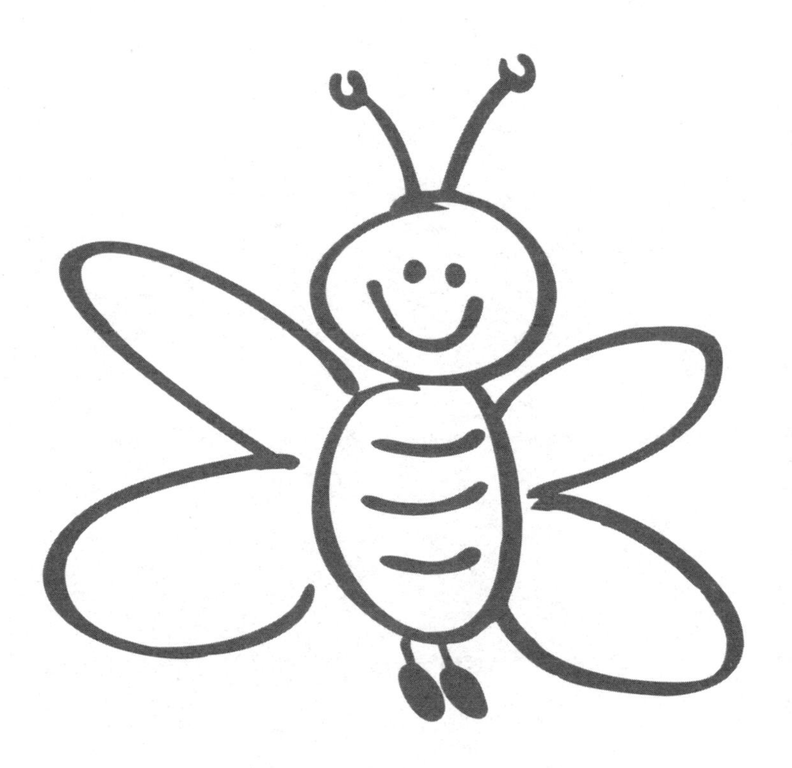

18

El cuerpo me cambia por momentos

Durante el embarazo, el cuerpo de la mujer experimenta una serie de cambios más o menos notorios. Por un lado, las dimensiones de su abdomen aumentan considerablemente para poder albergar al bebé, que al final del embarazo suele pesar entre 3 y 4 kilos. Por otro lado, los distintos órganos —el estómago, el hígado, etc.— adoptan una disposición interna distinta. También varía la actividad de los distintos músculos, que deberán aguantar un peso muy superior al que estaban acostumbrados y realizar un mayor esfuerzo. E incluso la estructura ósea del cuerpo.

Así pues, la embarazada deberá asimilar tanto el crecimiento de su barriga —que en algunos casos llega a ser realmente espectacular—, como una nueva forma de moverse, dormir y caminar. Ello no quiere decir, sin embargo, que debamos descuidar nuestro aspecto, sino todo lo contrario. Nos cuidaremos más que de costumbre para facilitar la transformación y para que luego nos resulte más fácil recuperar nuestra figura anterior.

Cambios más notorios

1. La caja torácica:
   Suele ensancharse durante el primer embarazo de la mujer. Las causas son la presión que ejerce el útero y la necesidad de aumentar la actividad pulmonar. Dicha modificación suele mantenerse después del parto, por lo que la línea de nuestro busto será ligeramente distinta después de haber tenido un hijo.
2. Las caderas:
   A medida que el peso aumenta suelen robustecerse. Pueden quedar un poco más redondeadas que antes.
3. El busto:
   El aumento de volumen de los pechos es uno de los primeros síntomas que suele notar la embarazada. Ello se debe a las hormonas, que

se encargan del desarrollo de las glándulas mamarias desde los primeros días. Por otro lado, las venas que atraviesan los pechos se vuelven más gruesas y visibles; la causa es que por ellas circula ahora una mayor cantidad de sangre. Finalmente, los pezones y la zona que los rodea se vuelven más oscuros y se agrandan.

La silueta no tiene por qué perderse para siempre

El aumento de peso durante el embarazo debe perseguir únicamente dos fines: alimentar el feto que se está desarrollando en nuestro vientre y almacenar reservas suficientes para cuando tengamos que darle de mamar. Por lo tanto, si aumentamos el peso justo y nos mantenemos en buena forma física, en pocos meses recuperaremos nuestra anterior figura sin problemas, especialmente si quemamos las pocas reservas de grasas que hayamos podido acumular amamantando a nuestro hijo.

19

Voy al lavabo cada dos por tres

La mayor parte de las embarazadas suelen experimentar la necesidad de ir al lavabo más a menudo, sobre todo durante el primer y el tercer trimestre. No obstante, hay mujeres que no tienen este síntoma. Por regla general suele tratarse de pacientes que ya orinaban con frecuencia antes de quedarse embarazadas, pero también puede deberse a otros factores. Durante el embarazo la disposición de los órganos internos de la mujer varía sustancialmente, pero no lo hace igual en todas, pudiendo influir más o menos en la frecuencia de micción.

Posibles causas de una micción frecuente

1. Durante el embarazo el volumen de líquidos corporales aumenta considerablemente, por lo que es lógico que también aumente el volumen de líquidos que eliminamos.
2. Los riñones funcionan más eficazmente, es decir, son capaces de eliminar los residuos del cuerpo más rápidamente.
3. La embarazada suele ingerir una mayor cantidad de líquidos, o al menos debería hacerlo, por lo que también debe eliminar una mayor cantidad de ellos.
4. Los primeros meses, el útero suele ejercer presión sobre la vejiga, ya que todavía se encuentra en la pelvis pero ha empezado a crecer. Dicha presión suele disminuir cuando el útero sube hacia la cavidad abdominal, algo que suele ocurrir hacia el cuarto mes. Durante el noveno mes el feto empieza a descender para encajarse correctamente y presiona de nuevo la vejiga haciendo reaparecer la necesidad de orinar con frecuencia.

Qué podemos hacer

- Cada vez que orine, échese hacia delante. De este modo se asegurará de vaciar completamente la vejiga y reducirá el número de viajes al cuarto de baño.
- Si durante la noche se ve obligada a levantarse muchas veces y ello le impide descansar con normalidad, intente reducir la ingestión de líquidos a partir de las seis de la tarde, pero no los limite el resto del día.

Ingiriendo menos líquidos no conseguirá mitigar el problema

Asegúrese de que bebe lo suficiente, es decir, unos ocho vasos de líquido diarios. Algunas mujeres reducen la cantidad de líquidos que ingieren porque creen erróneamente que así disminuirán el número de visitas al baño. Si no toma la cantidad de líquidos que necesita puede contraer una infección del tracto urinario, puede empezar a retener más líquidos de los habituales y puede perjudicar al bebé.

20

Me parece que estoy engordando muy deprisa

En una sociedad que vive tan pendiente del aspecto físico como la nuestra, el aumento de peso propio del embarazo puede hacer que nos sintamos terriblemente deprimidas. No obstante, existe una gran diferencia entre acumular kilos de más sin ningún motivo concreto y aumentar de peso a causa del ser que crece en nuestro interior. De todos modos, es importante que la mujer controle desde el principio dicho aumento, que debería oscilar entre los 10 y los 16 kilos aproximadamente. Así pues, una mujer bajita y de huesos pequeños deberá aumentar entre 9 y 10 kilos, mientras que una mujer alta y de huesos grandes deberá aumentar entre 13 y 16 kilos.

Casos especiales

1. Mujeres cuyo peso está por debajo de lo normal:
   Deben intentar alcanzar su peso ideal durante el primer trimestre y a partir de este momento ganar los mismos kilos que las demás mujeres, es decir, entre 10 y 16 kilos dependiendo de su constitución.
2. Mujeres cuyo peso está por encima de lo normal:
   Deberán engordar menos que el resto de las mujeres. Es muy importante que ingieran únicamente alimentos de primera calidad, ricos en nutrientes y vitaminas. Las reservas de grasa de la madre no sirven para alimentar el feto, ya que aportan calorías pero no aportan nutrientes. Es aconsejable que el médico supervise muy atentamente su alimentación.
3. Mujeres que esperan gemelos o trillizos:
   El aumento de peso deberá ser mayor, entre 16 y 20 kilos en el caso de que se trate de mellizos y más cuando se han concebido más de dos fetos.

Aumento correcto de peso

La embarazada debería ganar entre 1 y 1,8 kilos el primer trimestre; entre 200 y 500 gramos por semana durante el segundo trimestre; entre 400 y 500 gramos por semana durante el séptimo y el octavo mes; y entre 0 y 500 gramos el noveno mes.

No obstante, resulta muy difícil seguir la fórmula ideal durante los nueve meses, y lo normal es que se produzcan pequeñas fluctuaciones. La meta de la embarazada debe ser, pues, que su aumento de peso sea lo más constante posible y no supere los límites adecuados.

Riesgos que comporta un aumento de peso excesivo

1. Mayor propensión a la hipertensión, complicación que puede provocar una preeclampsia.
2. Más probabilidades de ser diabética o de desarrollar una diabetes gestacional.
3. Resulta más difícil determinar con exactitud la edad del feto ya que la ovulación de las mujeres obesas suele ser errática; además, al médico le cuesta más determinar la altura del fondo del útero o su tamaño —uno de los criterios que se utiliza habitualmente para estimar la fecha de concepción— a causa de las capas de grasa.
4. El facultativo no consigue determinar manualmente el tamaño y posición del feto a causa del exceso de grasa, por lo que podría ser necesario utilizar procedimientos tecnológicos.
5. Complicaciones durante el parto porque el tamaño del feto suele ser superior al habitual.
6. Si fuera necesaria una cesárea, el gran volumen abdominal de la madre podría complicar tanto el proceso quirúrgico en sí, como la recuperación, ya que las complicaciones postoperatorias suelen ser más frecuentes.
7. Una mayor carga para los músculos que puede provocar dolor en la espalda y las piernas.
8. Una sensación de fatiga mayor a causa de una retención de líquidos excesiva que sobrecarga el corazón materno.
9. Mayor propensión a tener venas varicosas.
10. Resulta más difícil perder el exceso de peso acumulado durante el embarazo.

Falta de aumento de peso

Durante el primer trimestre, muchas mujeres no aumentan de peso a causa de los mareos matutinos o las náuseas. No deben preocuparse ya que las necesidades calóricas y nutritivas del feto son todavía muy pequeñas. A partir del cuarto mes, no obstante, las demandas del pequeño serán cada vez mayores, de modo que si seguimos sin aumentar de peso deberemos revisar nuestra dieta. Ingeriremos calorías con mayor valor nutritivo, aumentaremos ligeramente la cantidad de comida que consumimos y controlaremos diariamente nuestro peso.

Distribución aproximada del aumento de peso total

Bebé	3.500 gramos
Placenta	700 gramos
Líquido amniótico	800 gramos
Aumento del útero	900 gramos
Tejido mamario materno	500 gramos
Volumen sanguíneo materno	1.250 gramos
Líquido de los tejidos matemos	1.400 gramos
Grasa materna	3.200 gramos
Total por término medio	12.250 gramos

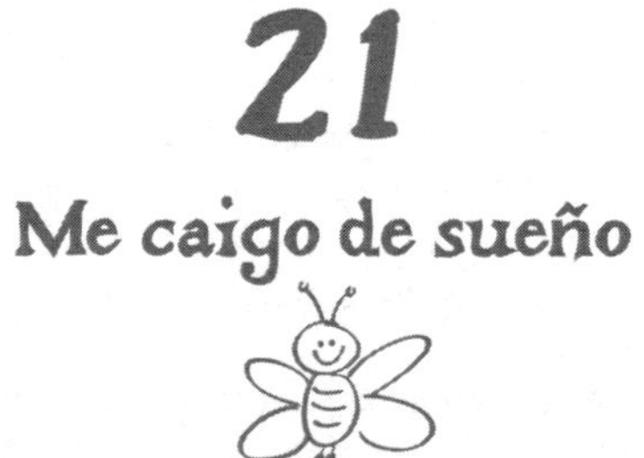

21

Me caigo de sueño

Uno de los síntomas típicos del embarazo es la fatiga, en algunos casos extrema. En realidad, es una señal que nos envía nuestro organismo y lo más sensato es tratar de hacerle caso ya que la naturaleza suele ser muy sabia en dichos casos. Hemos de tener en cuenta que nuestro cuerpo está

trabajando mucho más intensamente ya que por un lado está fabricando la placenta, el soporte vital del bebé, y por otro se está adaptando a las nuevas exigencias físicas y emocionales del embarazo. Más o menos hacia el cuarto mes, nuestro cuerpo se habrá adaptado a su nueva realidad y la placenta estará totalmente formada, por lo que es posible que nos sintamos más fuertes y animadas. No obstante, la sensación de cansancio, como la mayoría de los síntomas propios del embarazo, puede variar mucho de una mujer a otra.

Cómo debemos reaccionar frente al cansancio

1. Trate de trabajar menos horas, sobre todo si se siente realmente extenuada.
2. Mímese tanto como le sea posible. Piense que pronto, en tan solo unos meses, le resultará muy difícil dedicarse tiempo a sí misma sin sentirse culpable.
3. Descanse siempre que tenga un momento y su cuerpo se lo pida. Trate de echar la siesta o túmbese un ratito en la cama o en su sofá preferido con un buen libro. Si al mediodía se queda en el trabajo porque no le da tiempo a ir a casa, ponga los pies sobre la mesa o en otra silla y trate de relajarse.
4. A partir de media tarde trate de evitar las actividades que requieran mucha energía o que sean innecesarias: siéntese a ver un rato la televisión o dese un baño relajante.
5. Deje que los demás la mimen. En estos momentos, el apoyo del marido o de los padres puede ser muy valioso. Y no se sienta culpable; su cansancio es perfectamente legítimo.
6. Trate de dormir una o dos horas más por la noche. Váyase a la cama más pronto, aunque ello implique no ver esa película que parecía interesante, o levántese más tarde, y deje que sea otro el que se encargue del desayuno.
7. Intente alimentarse de forma correcta. Si su dieta es pobre en hierro, en proteínas o en calorías, se sentirá más cansada.
8. No trate de suprimir la sensación de cansancio ingiriendo cafeína o tomando algo dulce. Su cuerpo se animará momentáneamente, pero al cabo de un rato el azúcar de su sangre caerá en picado y todavía se sentirá más cansada.
9. Trate de distraerse y de hacer un poco de ejercicio. Si descansa demasiado, aumentará la sensación de fatiga. Dedique un rato a hacer los ejercicios de preparación al parto o vaya a dar un paseo. Ahora bien, no se canse nunca en exceso.

22

Mi flujo vaginal es distinto

Durante el embarazo los vasos sanguíneos de la vagina y de la vulva se dilatan, el flujo sanguíneo aumenta, las mucosas se vuelven más blandas, las glándulas trabajan más de lo normal y las paredes de la vagina exudan de forma abundante. Todo ello provoca la formación de un fluido lechoso muy rico en un tipo concreto de células que se desprenden de la mucosa. Así pues, es perfectamente normal que la mujer descubra que su flujo vaginal es más abundante y que tiene un aspecto distinto. De hecho, el grado de acidez de dicha secreción —que se denomina leucorrea— protege la vagina de posibles inflamaciones, por lo que resulta altamente beneficiosa.

Cuándo debemos alarmarnos

Tan solo debemos informar a nuestro tocólogo si las pérdidas vaginales son amarillentas, verdosas o bien espesas y caseosas, si desprenden un olor desagradable o si van acompañadas de una sensación de quemazón o de picor, ya que es muy probable que exista una infección. No obstante, debemos saber que las vaginitis no suponen ningún peligro para el feto.

Consejos para minimizar las molestias

1. Intente que su higiene íntima sea óptima:

- Mantenga el área genital limpia y seca.
- Cámbiese de ropa interior diariamente.

- Lávese la zona con agua tibia y jabón neutro.
- No utilice jabones desodorantes ni perfumes vaginales.
- Después de ir al lavabo, límpiese de delante a atrás.
- No tome baños de espuma o burbujas.

2. Olvídese de los lavados internos y las irrigaciones:

- Podrían eliminar la secreción que protege su vagina de posibles infecciones y bacterias.
- Podrían irritar la mucosa ya congestionada y estimular el cuello del útero.

3. Si la intensidad del flujo aumenta de forma considerable:

- Póngase una compresa higiénica.
- No utilice nunca un tampón, ya que podría introducir gérmenes en la vagina.

4. Utilice ropa adecuada:

- Utilice ropa interior de algodón.
- No se ponga ropa ajustada, ni tejanos, ni leotardos muy apretados, ni braguitas que le dejen marca.

5. Siga una buena dieta alimenticia:

- Trate de eliminar los azúcares refinados.
- Tómese diariamente un yogur que contenga cultivos de lactobacilos acidófilos vivos.

6. Si la infección puede transmitirse sexualmente:

- No mantenga relaciones sexuales hasta que la infección haya remitido.
- Utilice condones durante cierto tiempo, como medida preventiva.
- Evite transferir gérmenes del ano a la vagina.

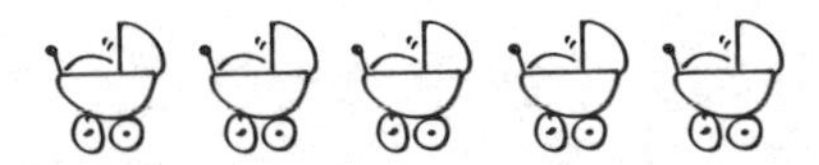

23

A veces la barriga se me pone muy dura

A partir del cuarto mes, incluso antes si la mujer ya ha tenido otros hijos, la gestante puede notar que su útero de repente se endurece. Se trata de las llamadas contracciones de Braxton Hicks, unas contracciones cuya función es preparar la musculatura del útero para cuando llegue el momento del parto y el bebé deba ser expulsado. A menudo se presentan después de realizar un esfuerzo –por ejemplo cuando venimos cargadas de la compra– o de dar una larga caminata. Para que desaparezcan suele bastar con descansar un rato.

¿Cómo son estas contracciones uterinas?

La mujer embarazada notará un endurecimiento del útero bastante incómodo —no le permitirá doblarse hacia delante— pero indoloro. Suelen empezar en la parte superior y extenderse luego poco a poco hacia abajo. Acostumbran a durar unos treinta segundos, pero a veces no desaparecen hasta pasados dos minutos. En vez de preocuparnos o asustarnos haremos algo más productivo, como, por ejemplo, practicar los ejercicios respiratorios que hemos aprendido en el curso de preparación al parto.

Qué hacer para aliviar las molestias

1. Echarnos y tratar de relajarnos.
2. Levantarnos y pasear por la habitación.
3. Cambiar de posición.

Síntomas verdaderamente preocupantes

- Contracciones muy frecuentes (más de 4 por hora).
- Dolor de espalda, abdominal o pélvico mientras se produce la contracción.
- Flujo vaginal inusual.
- Pacientes que ya han tenido un parto prematuro o que parecen pertenecer al grupo de mujeres que padecen estas anomalías.

No debemos confundirlas con las contracciones del parto

Durante los últimos meses del embarazo, sobre todo durante el noveno mes, las contracciones de Braxton Hicks pueden volverse más intensas y frecuentes, e incluso llegar a ser dolorosas, por lo que resulta difícil distinguirlas de las contracciones que inician el parto. De hecho, pueden conseguir que se inicie el proceso de borramiento y dilatación, algo que posteriormente facilitará el parto.

De todos modos, para evitar sorpresas desagradables, es conveniente describir cualquier contracción que se experimente al médico, ya que podrían ser contracciones reales e indicar un parto prematuro.

24

No tengo ganas de hacer el amor

Durante el embarazo la mujer experimenta muchos cambios, tanto físicos como psicológicos. Es perfectamente lógico, pues, que también varíe su res-

puesta frente a las relaciones sexuales con su pareja. Hay mujeres que descubren el placer del orgasmo o del orgasmo múltiple precisamente durante los nueve meses de embarazo, mientras que hay otras que pierden todo el interés por el sexo. Lo que está claro es que prácticamente todas las parejas experimentan algún cambio en sus relaciones después de la concepción.

Motivos por los que limitaremos las relaciones sexuales

- Una hemorragia sin causa aparente.
- Un historial de abortos espontáneos o de amenaza de abortos espontáneos.
- Signos de aborto.
- Un historial de parto prematuro.
- Signos de parto antes de tiempo.
- Rotura de las membranas fetales o bolsa de las aguas.
- Placenta previa.
- Fetos múltiples.

Cambios físicos que pueden influir en la sexualidad

1. Náuseas y vómitos:
   Las mujeres que sufren de mareos matutinos, sobre todo si estos persisten durante todo el día, no suelen tener ganas de nada, y menos aún de tener una apasionada relación con su pareja. Es perfectamente normal y la embarazada no tiene por qué obligarse a sentir deseo, ni tampoco debe sentirse culpable.
2. Cansancio extremo:
   La fatiga típica de los tres o cuatro primeros meses puede significar un problema para aquellas parejas que suelen tener relaciones por la noche o a horas intempestivas. Bastará con cambiar de hábitos y hacer el amor en otro momento del día, cuando a la mujer todavía le queden energías suficientes.
3. Crecimiento del abdomen:
   El volumen creciente de la barriga puede dificultar las relaciones o disminuir el deseo tanto en el hombre como en la mujer. No obstan-

te, puede ayudarnos a descubrir posturas nuevas igual o incluso más placenteras para ambos, y añadir un componente lúdico al sexo.

4. Aumento del flujo sanguíneo:
   Una de las consecuencias de los cambios hormonales propios del embarazo es un aumento del flujo sanguíneo que va hacia la pelvis. Hay mujeres que sienten un mayor placer sexual gracias a ello, mientras que otras experimentan una sensación desagradable después del orgasmo. Lo mismo ocurre en el caso de los hombres; algunos experimentan más placer gracias a la congestión de los órganos genitales de su compañera, mientras que a otros les cuesta más mantener la erección.

Cambios psicológicos que pueden condicionar el placer sexual

- Temor a dañar al feto o provocar un aborto: pocos sistemas son tan seguros como el que protege a nuestro bebé.
- Temor a provocar un parto prematuro: las contracciones del orgasmo no tienen nada que ver con las contracciones del parto.
- Sensación de que el feto puede vernos y saber lo que está ocurriendo.
- Miedo a causar una infección: si no se ha roto la bolsa de las aguas, el peligro es nulo.
- Nerviosismo creciente a medida que se acerca el gran momento.
- Miedo frente a la responsabilidad de ser madre.
- Resentimientos relacionados con el nuevo ser: la madre piensa que no es justo que ella tenga que sufrir la parte más desagradable; o el padre siente celos de su compañera, que se ha convertido en el centro de atención.
- Temor a que el pene toque al bebé una vez este ha encajado la cabeza en la pelvis: el bebé sigue estando fuera de nuestro alcance.
- Más intimidad a causa de la nueva dimensión que ha adquirido la relación.
- Mayor placer porque la pareja no tiene que preocuparse de si la mujer se habrá quedado o no embarazada: el sexo adquiere una nueva dimensión lúdica.

5. Pechos sensibles:
   Durante los primeros meses del embarazo, la sensibilidad de los pechos es tan grande que a menudo es mejor ni siquiera tocarlos durante las relaciones. No obstante, a medida que el dolor disminuye su estimulación suele resultar muy placentera.
6. Calostro:
   En algunas mujeres la estimulación sexual de los pechos durante las últimas semanas del embarazo provoca la secreción de calostro. Si resulta desagradable o desconcertante, bastará con prescindir de este tipo de estimulación.
7. Mayor secreción vaginal:
   La mayor lubricación de la mujer puede hacer que las relaciones sexuales sean más satisfactorias, sobre todo en aquellas cuya vagina era seca o muy estrecha. Pero también puede ser contraproducente y dificultar la erección del hombre.
8. Hemorragias uterinas:
   El cuello del útero es más blando y está más congestionado, por lo que una penetración profunda puede bastar para provocar una hemorragia. Si nos molesta, evitaremos este tipo de penetraciones.

25

Me siento deprimida

Los cambios de humor repentinos suelen ser muy frecuentes durante el embarazo, especialmente durante el primer trimestre y entre aquellas mujeres que tienen una mayor tendencia a la inestabilidad emocional. Además, incluso cuando el bebé que se espera es deseado, los padres suelen experimentar sentimientos ambivalentes al respecto, ya que de repente surgen los miedos y el temor a las nuevas responsabilidades y exigencias. Algunas mujeres se obsesionan asimismo por la salud de su hijo, al que imaginan con todo tipo de incapacidades físicas y psíquicas. Todo ello es perfectamente normal, lo cual no quiere decir que no debamos tratar de tranquilizarnos y ponerle remedio en la medida de lo posible.

Qué podemos hacer

1. Eliminar el azúcar, el chocolate y la cafeína de nuestra dieta, ya que pueden hacer que todavía nos sintamos peor.
2. Descansar siempre que nuestro cuerpo nos lo pida.
3. Incluir el ejercicio moderado entre nuestras prioridades.
4. Alimentarnos correctamente.
5. Explicar a alguien en quien confiemos nuestros temores y sentimientos.
6. Si los síntomas persisten más de dos semanas, hablar con el médico y pedirle consejo.
7. Seguir una terapia de apoyo; no debe administrarse medicación antidepresiva a menos que se trate de un caso verdaderamente extremo. La paciente no debe automedicarse nunca.
8. Pedir ayuda a algún familiar o amigo y pedirle que nos ayude a cuidar de nosotras mismas y de nuestro bebé.

Sufrir una verdadera depresión

Hay algunas mujeres, muy pocas, que sufren una verdadera depresión durante el embarazo. Las causas más frecuentes son:

- Un historial personal o familiar de trastornos anímicos.
- Problemas socioeconómicos.
- Complicaciones del embarazo que obligan a la madre a estar hospitalizada o a hacer reposo absoluto.
- Falta de apoyo emocional por parte del padre.
- Ansiedad por la salud del bebé, justificada o no.
- Ansiedad por la propia salud.

Obsesionarse por la salud del pequeño

Una de las principales causas que provocan la ansiedad de la futura madre, y también del futuro padre, es el miedo a que le pase algo al bebé o a que nazca con algún defecto físico o psíquico. Si este es su caso, ha-

ble con su tocólogo. Una ecografía con la explicación pertinente por parte del ecografista puede bastar para tranquilizarla ya que, una vez el feto alcanza un desarrollo significativo, esta permite diagnosticar la mayor parte de complicaciones.

26

A veces me falta el aliento

Muchas embarazadas experimentan la sensación de que les cuesta respirar, de repente y sin que haya una causa aparente; o de que en un momento determinado se les acelera el corazón como si quisiera saltarles del pecho. Existen distintas causas que explican este fenómeno, algunas absolutamente normales y otras que deben ser comunicadas rápidamente al médico.

Falta de aliento grave

A veces, no obstante, la falta de aliento puede deberse a un problema serio y requiere una rápida intervención médica. En dichos casos la falta de aliento va acompañada de otros síntomas:

- Respiración más rápida de lo normal.
- Pulso acelerado.
- Los labios y las puntas de los dedos se vuelven azulados.
- Dolor torácico más o menos intenso.

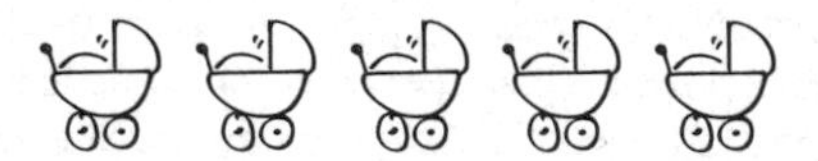

Falta de aliento durante el primer o el segundo trimestre

Durante el embarazo, los cambios hormonales provocan la hinchazón de la mayoría de los capilares del cuerpo, entre ellos los del tracto respiratorio, así como la relajación de un gran número de músculos corporales, como es el caso de los músculos de los pulmones y los bronquios. La consecuencia, en algunas mujeres, es una desagradable sensación de falta de aire que puede durar tan solo unas semanas o prolongarse durante la mayor parte del embarazo.

Falta de aliento durante el tercer trimestre

A medida que el embarazo progresa, el útero, que es cada vez mayor, tiende a empujar el diafragma. Ello comprime los pulmones y no permite que se expandan del todo, por lo que la mujer experimenta la sensación de falta de aliento. En este caso, el problema suele desaparecer, o al menos disminuir, durante las dos o tres últimas semanas, cuando el feto empieza a descender hacia la pelvis para encajarse y prepararse para el parto.

Las mujeres que tienen un vientre bajo durante todo el embarazo no suelen experimentar esta sensación, ya que no hay nada que les presione el diafragma ni los pulmones.

Cómo aliviar la falta de aliento

Si se trata de una falta de aliento grave avisaremos a nuestro médico o iremos de urgencias a un centro hospitalario. Si por el contrario se debe a las alteraciones propias del embarazo, intentaremos aliviar los síntomas del modo siguiente:

- Sentarnos rectas en vez de dejarnos caer pesadamente en el sillón.
- Dormir con el cuerpo ligeramente levantado.
- Evitar fatigarnos en exceso.

27

Me parece que mis pechos son enormes

En algunas mujeres, uno de los primeros síntomas subjetivos de embarazo son los cambios que experimentan sus mamas. El cuerpo de la gestante experimenta un aumento de estrógeno y progesterona, que suele provocar la hinchazón e hipersensibilización característica de los pechos. Estos siguen aumentando de tamaño durante los nueve meses del embarazo —algunas mujeres aumentan hasta tres tallas— pero la sensibilidad extrema suele desaparecer alrededor del cuarto mes.

Cómo evitar que los pechos queden caídos

La tendencia al pecho caído puede ser hereditaria. En dichos casos poco es lo que la mujer puede hacer para evitarlo. No obstante, la mayoría de las veces se debe a un soporte defectuoso durante el embarazo, que provoca un estiramiento y debilitamiento de los tejidos de las mamas. Como no podemos saber de antemano cómo reaccionarán nuestros pechos, trataremos de hacer todo aquello que esté en nuestra mano para protegerlos.

Consejos a tener en cuenta

1. Los pechos merecen especial atención y cuidado por su función esencial en la nutrición del recién nacido y por su posible repercusión en la estética y el mantenimiento de una postura corporal correcta.
2. Limpiarlos diariamente durante la ducha o baño e hidratarlos inmediatamente después. No deben utilizarse jabones agresivos, ya que la piel de la embarazada es más sensible y delicada. Se aconseja el uso de productos hipoalergénicos.

Características del sujetador indicado

- Debe tener los tirantes anchos.
- La parte de atrás debe ser igualmente ancha.
- La copa debe abarcar todo el pecho, tanto por la parte inferior como lateralmente.
- No deben utilizarse los sujetadores con aros.
- Deben llevar un refuerzo de tela en la parte baja de la copa.

3. Los pezones deben estar siempre bien hidratados. No abusar del jabón en esta zona.
4. Si sale calostro de los pechos —líquido amarillento en forma de gotas— límpielos frecuentemente, pero utilice solo agua tibia.
5. Llevar un buen sujetador. Si sus pechos son particularmente grandes, es aconsejable llevar el sujetador incluso por la noche.
6. Si el aumento progresivo del pecho lo requiere, vaya aumentando de talla.

28

Me he vuelto muy torpe

Uno de los efectos secundarios del embarazo es la torpeza temporal. Algunas mujeres apenas lo notan o no le dan la más mínima importancia, pero para otras resulta un verdadero engorro y hace que todavía se sientan más inseguras y faltas de atractivo. Entre las causas de dicho fenómeno cabe mencionar la relajación de las articulaciones —que limita nuestra fuerza y nuestra agilidad—, la retención de agua —que puede ser el motivo de que sujetemos los objetos con menos firmeza y seguridad—, la falta de concentración —porque tenemos la cabeza en otro lado— o el volumen

desmesurado de nuestro abdomen —que impide que nos veamos los pies, que controlemos correctamente las distancias y mantengamos el equilibrio.

Medidas a adoptar para evitar posibles accidentes

1. Aceptar que no se es tan ágil como antes del embarazo.
2. No subirse nunca a una silla o escalera de mano que se tambaleen, sobre todo durante los últimos meses de gestación.
3. Sustituir los tacones altos y finos por un calzado ancho y cómodo que sujete bien el pie. Tampoco son aconsejables las zapatillas ni las sandalias abiertas.
4. No andar descalza, o llevando solo las medias o unos zapatos de suela lisa, sobre superficies resbaladizas.
5. Tener mucho cuidado al entrar y salir de la bañera. Es aconsejable poner una alfombra antideslizante y poner alguna barra sólida en la que podamos asirnos correctamente.
6. Tratar de no excederse ni fatigarse demasiado. El cansancio suele provocar directa o indirectamente la mayor parte de los accidentes.
7. Abrocharse siempre el cinturón de seguridad —y mantenerlo abrochado durante todo el trayecto— tanto cuando se viaja en coche como cuando se viaja en avión.
8. Si se practica algún deporte, seguir estrictamente las normas de seguridad.
9. Poner un revestimiento antideslizante en la parte alta de las escaleras, sobre todo si estas son muy empinadas.
10. Recoger los juguetes u objetos que queden desperdigados por los lugares de paso, algo muy habitual cuando se tienen otros niños pequeños.
11. Tratar de que no queden cables sueltos —el del aspirador, el del proyector de las diapositivas— en lugares de paso.
12. No encerar los suelos de forma exagerada.
13. Iluminar bien todos los rincones de la casa para evitar posibles tropiezos.
14. No hacer ejercicio con el estómago vacío.
15. Vestirse de forma cómoda y adecuada a la ocasión.
16. Extremar las precauciones durante el tercer trimestre.

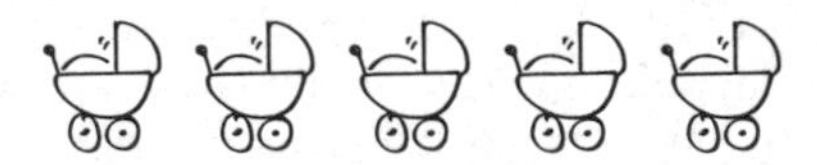

29

¡No para de moverse!

Los movimientos que el feto realiza cuando se encuentra en nuestro vientre son la confirmación más patente de que en nuestro interior está creciendo un nuevo ser. Por eso todas las madres suelen esperar ansiosas el primer movimiento claro de su pequeño. Este puede manifestarse entre las 14 y las 26 semanas de gestación, pero la mayoría de las mujeres los perciben entre la semana 18.ª y la 20.ª. Las variaciones, no obstante, pueden ser notables, como en casi todo lo referente al embarazo, y pueden depender de muchos factores. La mayoría de los bebés se vuelven significativamente más activos entre las semanas 24.ª y 28.ª pero sus movimientos siguen siendo erráticos y breves. Entre las semanas 28.ª y 32.ª, sus movimientos suelen seguir un esquema más consistente y regular, por lo que la mujer podrá detectar más fácilmente sus períodos de reposo y de máxima actividad.

Comprobación de los movimientos fetales

A partir de la semana número 28 existe un método sencillo y totalmente inocuo que permite comprobar si el embarazo sigue su curso normal o si por el contrario ha surgido alguna complicación. Consiste en contar los movimientos que realiza el pequeño ser que llevamos en el vientre. La madre realizará esta sencilla comprobación una o dos veces al día, de forma rutinaria. Empezará a contar los movimientos fetales —patadas, ondulaciones, sacudidas, rotaciones— y cuando llegue a diez se detendrá. Dicho test puede llevarnos entre diez minutos y una hora, y puede realizarse mientras llevamos a cabo otras actividades, ya que se trata tan solo de contar. Si en un lapso de varias horas no se advierte ningún movimiento, nos tomaremos un vaso de leche u otro tentempié, nos echaremos en la cama, nos relajaremos y empezaremos a contar de nuevo. Si no notamos el más mínimo movimiento, llamaremos a nuestro tocólogo y se lo comunicaremos. Lo más seguro es que se trate de una falsa alarma, pero en algunos casos es un indicio de sufrimiento fetal causado

por una insuficiencia de la placenta, por la diabetes materna, por un retraso en el crecimiento fetal, etc.; en dichos casos la única solución es una intervención médica rápida y eficaz. Cuanto más se acerque la fecha teórica del parto, más importante es que la gestarte realice esta comprobación.

A veces se mueve mucho y a veces se mueve muy poco

No debemos olvidar que, aunque por ahora no es más que un feto, dentro de poco será un ser humano y que por tanto se comporta de forma muy parecida. Así pues, es perfectamente normal que tenga días movidos, en los que está más activo y dinámico, y días apáticos, en los que parece estar dormitando. Su respuesta depende también de la actividad que realice la madre. Si esta se pasa la mayor parte del día arriba y abajo, haciendo recados o paseando, el bebé se sentirá mecido y estará más tranquilo. En cambio, cuando la madre está relajada, al meterse en la cama, por la mañana antes de levantarse o si se da un respiro a media tarde, la actividad fetal suele aumentar.

Cuándo percibiré las primeras patadas

- Las mujeres primerizas pueden confundir los primeros movimientos fetales con la sensación de flatulencia o de movimientos gástricos e intestinales, ya que es la primera vez que experimentan dicha sensación.
- Las mujeres delgadas suelen percibir los movimientos de su feto antes que las mujeres cuyo peso está por encima de lo normal.
- Las mujeres que ya han tenido otro u otros hijos suelen notar los movimientos antes que las primerizas. Ello se debe a que les resulta más fácil reconocerlos y a que sus músculos uterinos están más laxos.
- A veces el retraso teórico se debe a un error en el cálculo de la fecha en la que la mujer sale de cuentas.
- Según como esté colocado el feto nos costará más detectar sus movimientos y, según como esté, resultarán mucho más evidentes.

Me parece que en vez de un niño llevo un pulpo

Durante el séptimo y el octavo mes el bebé es mucho más fuerte que al principio, y también lo son sus movimientos. Así pues, algunas de sus patadas pueden resultar realmente dolorosas, sobre todo si el pequeño se dedica a golpearnos las costillas, la pared del vientre o el cuello del útero. Si le resulta realmente desagradable, cambie de posición o realice algún ejercicio moderado. Quizás consiga que se mueva y golpee hacia otro lado.

Piense también que su futuro hijo, además de pies, tiene puños, hombros y rodillas. Mientras dispone de espacio suficiente para girar sobre sí mismo es capaz de realizar todo tipo de acrobacias y de golpear a la vez con todas las partes de su pequeño cuerpecito, por lo que no es de extrañar que algunas mujeres tengan la sensación de llevar un pulpo en el vientre, o como mínimo dos o tres fetos.

Los movimientos fetales durante el noveno mes

Durante las últimas semanas del embarazo, el feto dispone de mucho menos espacio para moverse, por lo que es perfectamente normal que sus movimientos disminuyan o sean distintos. Otros motivos de esta reducción podrían ser que la cantidad de líquido amniótico es menor y que el pequeño coordina mejor todos sus actos. Una vez quede encajado en la pelvis, su capacidad de movimiento será todavía más restringida. Por lo tanto durante este período nos bastará con percibir la actividad del feto, sea del tipo que sea.

30

Por la noche se me entumece la mano

Durante el embarazo, el túnel carpiano de la muñeca suele hincharse, al igual que otros muchos tejidos corporales. Lo que ocurre es que por él pasan los nervios que van a los dedos pulgar, índice, medio y parte del anu-

lar, y que dicha hinchazón puede provocar una presión extra sobre ellos. Durante el día, los fluidos se acumulan en la mano a causa de la fuerza de la gravedad, por lo que los síntomas que se derivan de este fenómeno suelen agudizarse durante la noche, mientras la gestante trata de descansar en posición horizontal. Si la intensidad del dolor no nos dejara descansar, se lo comentaremos a nuestro médico para que nos ayude a encontrar una solución.

Síntomas típicos del síndrome del túnel carpiano

- Entumecimiento de los dedos pulgar, índice y medio, y de la mitad del anular.
- Sensación de hormigueo.
- Sensación de escozor.
- Dolor más o menos intenso.
- Propagación de los síntomas hacia la mano, la muñeca e incluso el brazo.

Cosas que podemos intentar

1. Intentaremos no presionar las manos con el cuerpo mientras dormimos.
2. Si al despertarnos tenemos una mano entumecida, la dejaremos colgar fuera de la cama y la agitaremos de forma vigorosa.
3. Nos pondremos una muñequera en la mano afectada para ver si ello alivia los síntomas.
4. Probaremos con la acupuntura.
5. Tomaremos un suplemento de vitamina B6 después de consultarlo con el médico.
6. En ningún caso nos automedicaremos con fármacos antiinflamatorios no esteroideos o esteroideos.

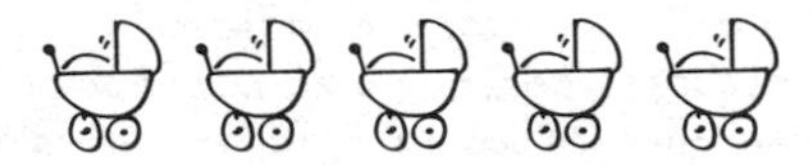

Sensación de hormigueo en las manos y los pies

Algunas gestantes experimentan de vez en cuando una irritante sensación de hormigueo en las manos y los pies. No se conocen las causas de dicho trastorno, aunque se sabe que no tienen nada que ver con el sistema circulatorio de la paciente. Si es usted una de las mujeres que tienen este síntoma, tómeselo con calma. Trate de descubrir si hay algo que la alivie, como cambiar de posición, andar un poco o darse un leve masaje. Y consuélese pensando que no se trata de nada grave, que no se trata de ningún problema circulatorio y que no afecta para nada a su bebé.

IV. Problemas que pueden surgir durante el embarazo

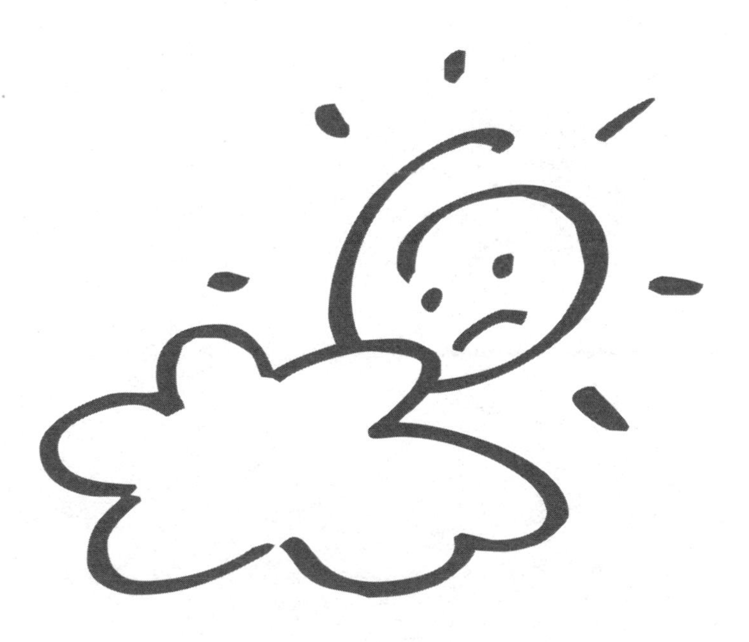

31

Por la noche me despiertan los calambres

Los calambres en las pantorrillas y en la parte posterior de los muslos, unos espasmos bastante dolorosos que afectan a un gran número de mujeres embarazadas, suelen manifestarse sobre todo por la noche impidiendo que la afectada descanse como es debido. Suelen ser más comunes durante el segundo y el tercer trimestre, pero también pueden manifestarse en el primero. La mayoría de calambres de este tipo suelen ser debidos a un exceso de fósforo y a un déficit de calcio en la sangre, pero también pueden ser provocados por el cansancio o por la presión cada vez mayor que el útero ejerce sobre determinados nervios. Si el dolor persistiera de forma insistente, deberá informar a su médico. No es muy probable, pero podría tratarse de un coágulo sanguíneo que a veces se forma en las venas y que precisa tratamiento.

Cómo prevenir los calambres

1. Administrando pastillas de calcio que no contengan fósforo, como por ejemplo el carbonato cálcico.
2. Reducir la ingestión de fósforo, es decir, disminuir la cantidad de leche y carne que se consume, aunque siempre bajo el estricto control del médico y asegurándose de que se obtiene el calcio y las proteínas necesarios tomando otro tipo de alimentos sustitutivos.
3. Utilizar medias elásticas especiales para la circulación. Póngaselas antes de salir de la cama y llévelas durante todo el día.
4. Siempre que le sea posible, descanse con las piernas levantadas; los talones deben quedar a la altura del corazón.
5. Camine todos los días entre media hora y una hora. Vaya a su ritmo.
6. No se canse de forma excesiva ya que ello podría sobrecargarle las piernas.

7. Antes de meterse en la cama realice varias veces el ejercicio siguiente: estire las piernas y flexione lentamente el tobillo y los dedos del pie hacia arriba.

Cómo aliviar los calambres

- Estire la pierna y flexione lentamente el tobillo y los dedos del pie hacia arriba. O apoye una mano debajo de los dedos del pie y tire hacia arriba.
- Salga de la cama y póngase de pie sobre una superficie fría. El alivio suele ser inmediato.
- Realice un masaje sobre la zona afectada o aplique calor para tratar de reactivar la circulación, pero solo después de comprobar que alguno de los métodos anteriores funcionan. Si no podría ser contraproducente.

32

Me duele mucho la espalda

La mujer puede experimentar contracciones dolorosas en algún punto de la espalda durante los nueve meses de gestación. Pueden resultar una molestia apenas perceptible o alcanzar una cierta intensidad, pero no son preocupantes. A medida que avanza el embarazo, no obstante, las articulaciones de la pelvis están cada vez más relajadas, ya que de lo contrario impedirían el paso del bebé cuando llegara el momento del parto. Por otro lado, la barriga va aumentando de tamaño haciendo que la columna vertebral realice un esfuerzo suplementario. El resultado es un desequilibrio que la mujer intenta compensar echando los hombros hacia atrás y curvando el cuello, o sacando la barriga y curvando la espalda. Dichas posiciones provocan la contracción de algunos músculos de la espalda y del abdomen, fenómeno que se traduce en una sensación de entumecimiento o dolor en la zona lumbar. La presión del útero grávido, por su parte, puede causar ciatalgias, un dolor parecido a un pinchazo que se inicia en la región baja de la espalda y baja luego por la pierna —por regla general la derecha—, llegando a veces hasta el pie. Como en la mayoría de los casos, el mejor método es la prevención. Lo ideal sería que la futura madre empezara el embarazo con una buena musculatura abdominal, conociera la correcta mecánica del cuerpo y fuera capaz de adoptar una postura correcta sin problemas. Desgraciadamente, no siempre es así.

Medidas que pueden evitar el dolor de espalda

1. No engordar más de lo necesario (entre 8 y 12 kilos) para no sobrecargar la espalda.
2. Aprender a levantar los objetos pesados sin forzar la espalda. En vez de doblar la cintura, flexione las rodillas y levántese haciendo fuerza con las piernas y los brazos (véase ilustración 1).
3. Elija unos zapatos cómodos. No deben tener un tacón alto y fino, ni tampoco ser completamente planos.
4. Trate de no levantar ni acarrear pesos excesivos. Si una vez en el supermercado compra más de lo que tenía previsto, divida el peso en dos bolsas, o en cuatro, y repártalas entre las dos manos.
5. Trate de no permanecer de pie durante mucho rato. Si no le queda más remedio, a causa de su trabajo o porque tiene que hacer algo concreto que solo puede realizarse en dicha postura, coloque uno de los pies sobre un taburete. Así no curvará la zona lumbar hacia dentro (véase ilustración 2).
6. Intente no permanecer sentada durante períodos largos, ya que en dicha postura la tensión que se ejerce sobre la columna vertebral es muy grande. Si su trabajo le obliga a ello, trate de levantarse cada hora, estire las piernas y dese un paseo por la oficina.
7. Cuando se siente, adopte una postura correcta. Si puede, hágalo con las piernas un poco elevadas (véase ilustración 3).
8. Escoja siempre una silla que tenga el respaldo recto, brazos —utilícelos como punto de apoyo cuando desee levantarse—, y un cojín o base firme.

9. En posición sentada no debe cruzar nunca las piernas, ya que dicha postura puede causar problemas circulatorios y agravar el dolor de espalda.
10. Si conduce, tirará el asiento hacia delante para poder mantener una rodilla más elevada.
11. Escogeremos un colchón duro o pondremos una tabla de madera bajo el mismo.
12. Trataremos de adoptar una postura cómoda para dormir. Es muy importante que la embarazada descanse bien por la noche (véase ilustración 4).
13. Es preferible subirse a un taburete estable que estirar de forma exagerada los brazos, por ejemplo para coger una caja que se encuentra en la repisa más alta del armario.

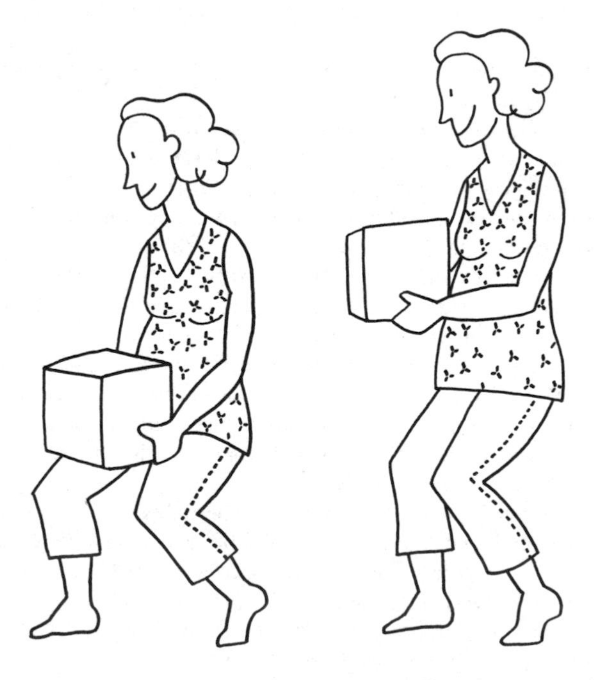

1. La embarazada ha de inclinarse doblando las rodillas.

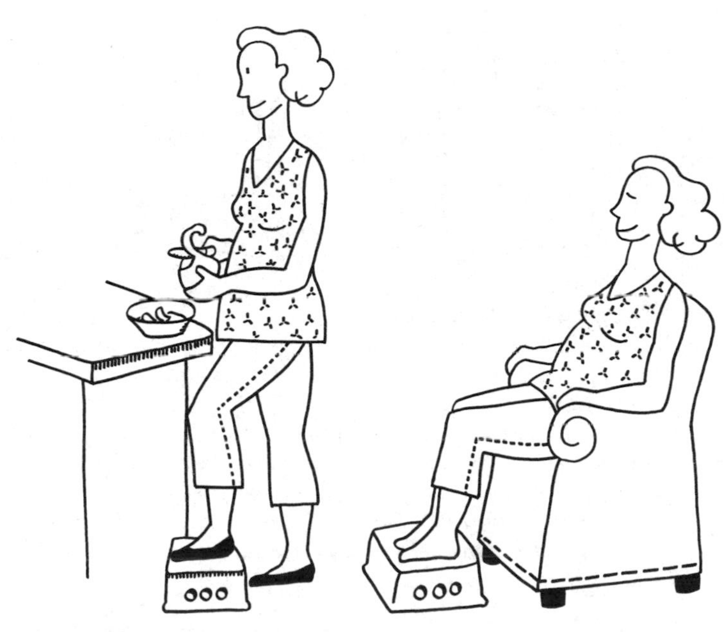

2. Debe adoptar una postura que no provoque dolores de espalda.

3. Debe sentarse cómodamente.

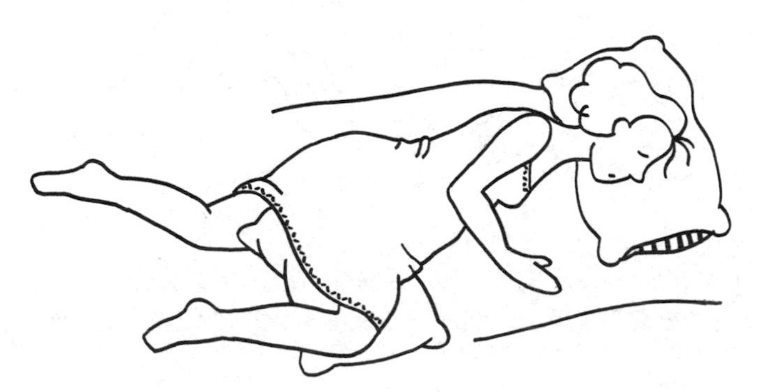

4. Ha de procurar dormir sobre el lado izquierdo.

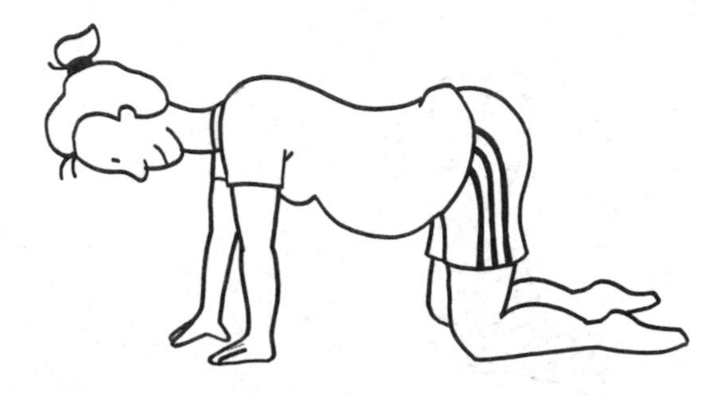

5. POSTURA DEL DROMEDARIO

Se trata de un ejercicio realmente útil a lo largo de todo el embarazo y durante los dolores del parto. Gracias a esta práctica se consigue aliviar la presión del útero sobre la columna vertebral.

La embarazada debe colocarse sobre las manos y las rodillas, con la columna en una posición natural y relajada pero sin que se hunda. La cabeza y el cuello se disponen como prolongación natural de la columna. Seguidamente se curva la espalda hacia arriba, contrayendo el abdomen y las nalgas, dejando caer la cabeza. Después se baja de nuevo la espalda, y la cabeza recupera su posición inicial. Repítase el ejercicio varias veces sin abusar.

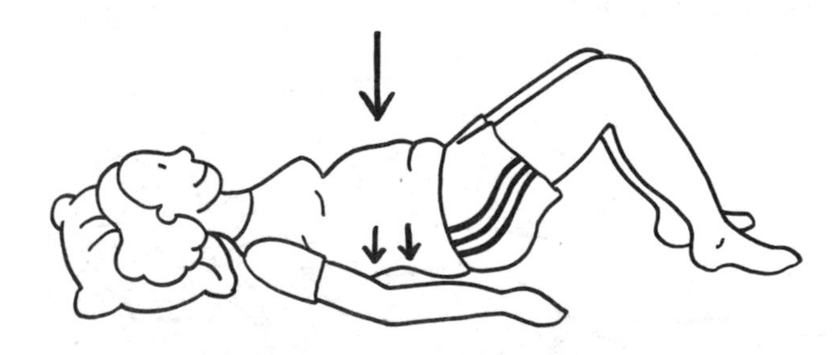

6. BASCULACIÓN DE LA PELVIS

Tumbada cómodamente boca arriba, con un almohadón bajo la cabeza, se expulsa el aire al tiempo que se hace presión con la región lumbar sobre el suelo. A continuación se toma aire y se relaja la columna vertebral. Repítase la operación varias veces.

Existe una variante que está especialmente indicada a partir del cuarto mes. Los movimientos se realizan con la espalda apoyada contra una pared, inspirando mientras se hace presión contra el muro con la zona lumbar.

Algunos remedios que pueden resultar prácticos

- Utilizar una faja específica para embarazadas o un cinturón de los que sujeta el vientre. No son caros y a algunas mujeres les resulta muy cómodos.
- Ir a un centro de estética y darnos un masaje en la zona afectada. La sensación puede ser muy agradable y relajante.
- Aplicar una bolsa de agua caliente envuelta en una toalla sobre la zona que nos duele o darnos un baño de agua caliente relajante (debemos vigilar que el agua no esté excesivamente caliente).
- Realizar ejercicios que fortalezcan la musculatura abdominal, por ejemplo la postura del dromedario y la basculación de la pelvis (véanse ilustraciones 5 y 6).
- Realizar ejercicios de relajación aprendidos en el curso de preparación al parto. El yoga es también muy saludable.

33

Me cuesta ir de vientre

El estreñimiento suele ser muy común entre las embarazadas, sobre todo a partir del segundo trimestre. Las principales causas son dos. En primer lugar, el peso del útero comprime cada vez más el intestino, inhibiendo su actividad normal. En segundo lugar, la musculatura de la pared intestinal se vuelve particularmente laxa debido al aumento de determinadas hormonas, provocando una reducción de la movilidad intestinal. Así pues, las heces permanecen más tiempo en el intestino, que sigue absorbiendo el agua que estas contienen, haciéndolas más consistentes y por tanto más difíciles de evacuar.

Consecuencias del estreñimiento

- Hinchazón del vientre.
- Náuseas.
- Sensación de que falta el aliento.
- Dolores intestinales.
- Cólicos muy dolorosos.

Cómo combatir el estreñimiento

1. Ingerir abundantes zumos de fruta, sobre todo en el desayuno.
2. Beber agua en ayunas (uno o dos vasos).
3. Aumentar el consumo de líquidos: agua y zumos de frutas y verduras durante todo el día.
4. Consumir alimentos ricos en fibra, que favorece el tránsito intestinal: verduras crudas y cocidas, fruta, cereales integrales, frutos secos, etc.
5. Evitar los alimentos astringentes y los refinados: arroz blanco, zanahoria, plátano, etc.
6. Hacer ejercicio: dar un paseo a buen ritmo, nadar, etc.
7. En casos extremos pueden tomarse sustancias reguladoras de tipo osmótico, como por ejemplo el lactitol, pero solo bajo prescripción del tocólogo. O utilizar supositorios de glicerina.

Algunos remedios naturales

1. Tomar una cucharadita de aceite de oliva o de aceite de lino antes de las comidas. Si la embarazada tiene problemas de peso, se reducirá la cantidad de aceite que se utiliza para condimentar los platos.
2. Por la noche, poner una cucharada de semillas de lino en un vaso de agua. Dejar macerar durante doce horas y luego beber el agua que han dejado. También se pueden comer las semillas, pero es importante masticarlas bien.
3. Beber una infusión de flores de saúco o zumo de saúco.
4. Tomar compota de fruta.
5. Prepararse una tisana emoliente a base de pétalos de rosa, de raíces de altea, de malva o de grama.

34

Las temidas hemorroides

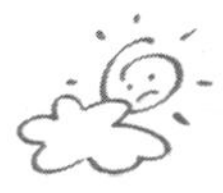

Las hemorroides, unas venas varicosas que se hallan en el recto, son uno de los efectos secundarios más temidos por las embarazadas. Suelen sufrirlas entre un 20 y un 50 % de las gestantes, y pueden ser externas —más comunes— o internas —menos comunes—. Las causas más frecuentes suelen ser el estreñimiento, que obliga a realizar esfuerzos que terminan debilitando las venas del ano, y la relajación de las paredes venosas, provocada por los cambios hormonales propios del embarazo. En principio no es un trastorno excesivamente grave, pero puede llegar a ser terriblemente molesto. Además, durante el parto podrían empeorar e incluso volverse crónicas, sobre todo si la fase de empujar se prolonga más de lo normal.

Cuidados indicados para evitar que empeoren

1. Ponga remedio al estreñimiento (véase capítulo anterior).
2. Intente evitar estar de pie o sentada durante mucho rato.
3. En vez de dormir sobre la espalda, ejerciendo una presión adicional sobre las venas rectales, se aconseja dormir sobre el costado.
4. Tome baños de asiento calientes dos veces al día.
5. Para mejorar la circulación en toda esta zona se realizarán los ejercicios propuestos anteriormente.
6. Cuando trate de evacuar, evite los esfuerzos exagerados. Siéntese en la taza del váter y coloque los pies sobre un taburete.
7. Extreme la higiene de la zona perineal. Límpiese con agua después de cada deposición, y séquese con cuidado, desde la vagina hacia el ano.
8. Aplíquese compresas empapadas, o heladas si la alivian más, directamente sobre la zona afectada.
9. Utilice únicamente papel higiénico blanco.
10. Túmbese varias veces al día, preferiblemente sobre el costado, tanto para descansar, como para ver la televisión o leer.
11. Si cuando se sienta en una silla le duele, cómprese un asiento hinchable especial, o un flotador.

Síntomas propios de las hemorroides

- Prurito, es decir, picor más o menos intenso.
- Dolor, sobre todo cuando la afectada intenta evacuar.
- Inflamación de la vena.
- Sensación de pesadez.
- Hemorragias, por rotura de las venas.

35

Se me hinchan mucho los tobillos

La hinchazón de los tobillos suele ser el resultado del aumento normal y necesario de líquidos corporales que experimenta toda mujer embarazada. De hecho, muchas gestantes padecen este síntoma denominado edema en un momento u otro de la gestación, sobre todo durante los últimos meses. No debe preocuparnos y además no suele ser excesivamente molesto. No obstante, si fuera acompañado de otros síntomas —como la hinchazón de las manos, de la cara, de los párpados o de las piernas—, o si se manifestase por la mañana, después de haber descansado, podría indicar el inicio de una preeclampsia, es decir, de una hipertensión provocada por el propio embarazo. En ese caso, deberemos avisar al médico de inmediato, el único que puede diagnosticar el problema real.

Cuándo suele presentarse

- A últimas horas del día.
- Cuando se ha permanecido mucho rato de pie o sentada.
- En los días particularmente calurosos.

Cómo podemos conseguir que se deshinchen

1. Intentaremos no estar mucho tiempo de pie o sentadas. Si nuestro trabajo nos obliga a ello, trataremos de estirar las piernas y movernos un poco cada cierto tiempo.
2. Cada vez que nos sea posible, nos sentaremos con las piernas elevadas tratando de que los tobillos queden a la misma altura que el corazón.
3. De vez en cuando nos tumbaremos un rato, preferiblemente sobre el costado izquierdo.
4. Utilizaremos medias especiales de premamá que favorezcan la circulación. Deben disponer de espacio suficiente para que la barriga no quede aprisionada. Es aconsejable ponérselas antes de levantarse de la cama, cuando los tobillos están totalmente deshinchados.
5. Evitaremos el uso de calcetines con elástico que presionen la pierna.
6. Optaremos por zapatos cómodos. Si fuera necesario nos compraremos unos de una talla mayor y nos los probaremos a última hora de la tarde, momento en que la hinchazón será más acusada.
7. Los masajes circulatorios y linfáticos suelen ser muy útiles y producir un gran alivio.
8. Si bebe una gran cantidad de líquidos —como mínimo dos litros al día— le será más fácil eliminar los productos residuales y el exceso de líquido. No es bueno beber más de dos vasos de golpe, ni llenarse hasta el punto de perder el apetito.
9. No excederse con la sal, ya que podria provocar una mayor retención de líquidos.

36

Por las noches me cuesta conciliar el sueño

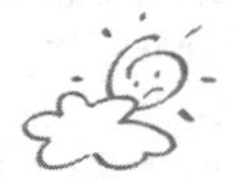

Todo el mundo tiene problemas y preocupaciones, pero las embarazadas además se enfrentan a una situación completamente nueva que por un lado es absolutamente maravillosa y por otro les asusta y llena de du-

das. Tratan de imaginarse cómo será su nueva vida, están nerviosas porque temen que algo salga mal, experimentan continuamente sensaciones desconocidas hasta entonces. Todo ello, lógicamente, puede interferir en el descanso nocturno. A partir del quinto mes, además, el tamaño del feto hace que sus movimientos sean más perceptibles, tanto durante el día como durante la noche. En vez de obsesionarse con el insomnio, trate de verlo como una preparación intensiva para las noches que probablemente deberá pasar en vela más adelante, cuando su pequeño haya nacido.

Aprenda a vivir con el insomnio

1. Opte por hacer un poco de ejercicio durante el día; por la noche le resultará más fácil conciliar el sueño. Además, llevar una vida excesivamente sedentaria no le beneficia en nada.
2. Cene algo ligero, fácil de digerir, y trate de no engullir los alimentos como si temiera que alguien se los robara. Relájese y mastique bien la comida.
3. No realice actividades estresantes o movidas después de cenar. Lea un rato, escuche su música preferida, pídale a su pareja que le dé un masaje en la espalda o mire algún programa televisivo que le distraiga. No se meta en la cama inmediatamente después de haber cenado.
4. Intente solucionar los problemas profesionales y familiares durante el día; de lo contrario es posible que no consiga sacárselos de la cabeza por la noche.
5. Acuéstese más tarde. A lo mejor el problema es que se va a la cama demasiado pronto porque le han dicho que las embarazadas deben descansar más.
6. Si ve que no puede conciliar el sueño, levántese y haga algo como leer, trabajar o ver una película de vídeo. Si se queda en la cama, se pondrá cada vez más nerviosa y lo único que conseguirá es tardar más en dormirse.
7. Si se desvela a causa de la necesidad de orinar, ingiera menos líquidos a partir de las seis de la tarde. Durante el día, vaya al lavabo siempre que lo necesite.
8. Realice algunos ejercicios de relajación antes de acostarse o cuando se desvele.
9. Trate de encontrar una postura que le resulte cómoda. Intente acostumbrarse a dormir de lado cuando el tamaño de su barriga todavía no sea excesivamente grande.

10. Es conveniente que la habitación esté bien ventilada, e incluso que corra algo de aire si hace calor. No olvide que las embarazadas suelen sudar más.
11. No se tape la cabeza ni la cara. Respiraría menos oxígeno y más dióxido de carbono, algo nada saludable.
12. Si puede, trate de recuperar horas de sueño durante el día. Una buena siesta puede hacer maravillas.

37

No me acostumbro a dormir de lado

Cada uno tiene una postura preferida para dormir; le ayuda a conciliar el sueño rápidamente y a sentirse cómodo en la cama. Muchas mujeres están acostumbradas a dormir boca abajo o boca arriba, llevan años durmiendo de este modo. Y de repente, cuando se quedan embarazadas, descubren que deben cambiar dicho hábito. Para algunas resulta especialmente traumático, pero para la mayoría el reajuste se arregla con pasar algunas noches un poco incómodas y perder algunas horas de sueño. Pasado un breve período de tiempo, lo normal es acostumbrarse a la nueva postura adoptada.

Razones que nos impiden dormir boca abajo y boca arriba

1. A medida que la barriga crece resulta imposible dormir boca abajo; sería como dormir sobre una pelota. Además, la mayor parte de las mujeres tienen la sensación de que si lo hicieran dañarían al pequeño ser que llevan dentro.

2. Si se duerme boca arriba, todo el peso del útero recae sobre la espalda, los intestinos y la vena cava inferior. Entre las posibles consecuencias desagradables cabe destacar los dolores de espalda, la aparición de hemorroides, los trastornos digestivos, la sensación de falta de aliento, los problemas circulatorios —no permitimos que la sangre de la parte inferior de nuestro cuerpo vuelva al corazón— y el descenso de la presión sanguínea.

Cuál es la postura más aconsejable

Cada mujer debe experimentar entre distintas posturas hasta encontrar aquella que le resulte realmente cómoda sin ser perjudicial para su cuerpo. Muchas gestantes optan por tenderse sobre un costado, casi siempre el izquierdo, con una pierna cruzada sobre la otra y con una almohada entre ambas. De hecho, está demostrado que esta es una de las mejores posturas tanto para el feto como para la madre. Existen varias razones para ello:

- Permite que la sangre, y por tanto los nutrientes, fluyan libremente hacia la placenta.
- Favorece la función renal.
- Disminuye o evita la hinchazón de las extremidades.

Cuándo debemos acostumbrarnos a la nueva postura

Si seguimos durmiendo como de costumbre hasta que el tamaño de nuestra barriga nos lo impida, nos resultará más difícil adaptarnos a una nueva postura. Durante los últimos meses ya suele costar bastante conciliar el sueño como para añadir otro motivo más. Inténtelo ahora que todavía puede alternar distintas posturas.

38

Me paso el día devolviendo

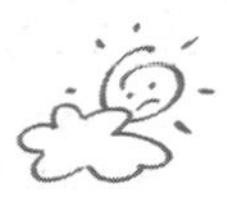

Los famosos mareos matutinos, que a pesar de lo que parece indicar su nombre pueden presentarse en cualquier momento del día, se caracterizan por la sensación de náuseas y las arcadas, más que por el vómito en sí. Aunque pueden llegar a ser muy desagradables, no suelen entrañar ningún peligro serio ni para la madre ni para el bebé. En la mayoría de los casos tan solo se dan durante el primer trimestre, normalmente a partir de la quinta semana de embarazo más o menos.

Maneras de aliviar los síntomas o minimizar los efectos

Cada mujer deberá averiguar qué soluciones son las adecuadas para ella, ya que estas pueden variar sustancialmente entre una gestante y otra.

1. Tomar alimentos ricos en proteínas y en hidratos de carbono complejos.
2. Seguir una dieta nutritiva y equilibrada.
3. Ingerir únicamente alimentos sólidos pero que tengan un elevado contenido en agua: frutas y verduras frescas.
4. Tomar por un lado alimentos sólidos y por otro líquidos.
5. Beber únicamente líquidos, preferentemente fríos. Escoja aquellos que más le apetezcan: batidos de leche, zumos de frutas o verduras, sopas y caldos.
6. Evitar cualquier alimento que nos provoque náuseas. A veces es una buena idea que sea el marido u otro miembro el que se encargue de ir al mercado ya que la gestante se marea con solo oler determinados alimentos.
7. No se obligue a tomar nada que no le apetezca, aunque en teoría sea muy bueno para su pequeño.

8. Si su estómago tan solo tolera alimentos dulces, tómelos sin miedo, aunque no sean los más indicados durante el embarazo. Cuando las náuseas desaparezcan ya los sustituirá por otros más nutritivos y necesarios.
9. Coma con frecuencia: vale más comer seis veces al día de forma ligera, que tres de forma copiosa. Cuando se tiene el estómago vacío durante demasiado tiempo, el ácido estomacal no tiene nada que comer y los niveles de azúcar en la sangre pueden disminuir; ambos fenómenos pueden desencadenar las náuseas.
10. Coma antes de empezar a sentir las náuseas.
11. Coma algo tanto antes de levantarse de la cama como antes de acostarse. Tenga algo preparado por si a media noche se despierta hambrienta.
12. Tome el suplemento vitamínico que le recomiende su tocólogo. Trate de ingerirlo cuando crea que no va a devolverlo de inmediato.
13. Pruebe los parches antimareo. No tienen efectos secundarios y a algunas mujeres les solucionan el problema.
14. No se autorrecete ningún medicamento contra el mareo.
15. Trate de relajarse más a menudo. Pruebe con los ejercicios de relajación.
16. Trate de dormir más de lo habitual. Es posible que su cuerpo necesite más horas de descanso.
17. Tómese las cosas con más calma, sobre todo por la mañana. Cómase el tentempié que se dejó preparado junto a la cama, espere unos veinte minutos y luego salga de la cama tranquilamente y empiece su rutina diaria. Es preferible que duerma un poco menos y se levante con tiempo.
18. Lávese los dientes o aclárese la boca con un buen elixir cada vez que vomite o consiga comer algo. Así evitará las posibles infecciones y el mal aliento.
19. Aunque no le apetezca, debe comer. El feto que lleva dentro necesita su dosis diaria. Además, si usted se deshidratara, las consecuencias para ambos podrían ser fatales.

Posibles causas de los mareos matutinos

Existen diversas hipótesis sobre las posibles causas que desencadenan este fenómeno, pero las conclusiones no son claras en ningún caso. Lo que sí parece evidente es que son el resultado de una mezcla de factores psicológicos y físicos, entre ellos:

Las alteraciones del sistema neurovegetativo provocadas por el miedo o el rechazo inconsciente al embarazo.
La acción de la hormona gonadotropina coriónica, que aparece hacia el final de la quinta semana y desaparece a finales del primer trimestre.
Cansancio físico o mental extremo.
Madres primerizas, cuyo cuerpo está menos preparado para hacer frente a la agresión hormonal y cuya mente es más sensible a las dudas y temores.

La *Hyperemesis gravidarum*

Si las náuseas y los vómitos son muy frecuentes e intensos y se prolongan durante la mayor parte o todo el embarazo, se denominan *Hyperemesis gravidarum*. Afortunadamente, dicha dolencia es poco común —se presenta tan solo en 1 de cada 200 embarazos— y afecta básicamente a madres primerizas, a gestantes que esperan más de un hijo o a mujeres que ya han sufrido dicho trastorno en un embarazo anterior. Existen casos menos graves para los que suele bastar un control dietético estricto, mucho reposo y un tratamiento a base de antiácidos y antieméticos. Otros casos, no obstante, llegan a ser realmente graves y exigen la hospitalización de la paciente. Según el caso se aplica una psicoterapia específica, la administración de alimentos por vía intravenosa o una hiperalimentación IV. Son muy pocos los casos en que llega a plantearse la necesidad de poner fin al embarazo. De hecho, si la vida de la madre no corre un peligro real se sigue con la terapia indicada hasta que su salud mejora.

¿Cómo puedo prevenir las varices?

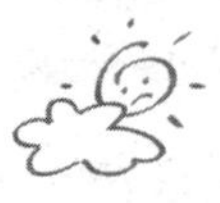

Son muchas las mujeres que sufren de varices durante el embarazo. Las venas se encargan de conducir la sangre desde las extremidades al cora-

zón. Están provistas de unas válvulas que impiden el retroceso de la sangre. Si dichas válvulas no funcionan bien, la sangre se acumula en las venas, sobre todo en las de las piernas, pero también en las de la vulva y el recto. El resultado es que las venas se vuelven visibles, se hinchan y se tornan tortuosas provocando una sensación de pesadez o de dolor que puede llegar a ser muy desagradable. Si se agravan, pueden inflamarse e incluso ulcerarse. Las venas varicosas no deben descuidarse, pues de lo contrario no solo no conseguiremos combatirlas después del parto sino que pueden llegar a convertirse en un problema realmente serio en los siguientes embarazos. Las personas más propensas a sufrirlas son las mujeres obesas o longilíneas, las que tienen antecedentes familiares y las que ya tenían varices antes de quedarse embarazadas.

Causas más comunes durante el embarazo

- La relajación de las paredes venosas, consecuencia del nuevo equilibrio hormonal.
- El mayor volumen de sangre que circula por las venas.
- La presión que el útero ejerce sobre las venas pelvianas, sobre todo a partir de la segunda mitad del embarazo, que obstaculiza el reflujo de sangre en las piernas.

Algunos consejos preventivos

1. Aproveche cualquier ocasión para descansar con las piernas levantadas; los talones deben quedar a la altura del corazón.
2. No permanezca de pie o sentada más tiempo del imprescindible.
3. Haga ejercicio a diario. Trate de andar diariamente entre veinte y treinta minutos.
4. Antes de acostarse, realice algunos ejercicios que favorezcan la circulación.
5. Utilice unos zapatos cómodos. No deben ser ni completamente planos ni tener un tacón fino y alto.

6. Cómprese medias de compresión decreciente para gestantes. Póngaselas antes de salir de la cama y no se las quite hasta que se vaya a dormir.
7. Intente no aumentar excesivamente de peso.
8. Duerma con el colchón ligeramente levantado; bastará con poner una almohada debajo del colchón en la parte de los pies.
9. No debe taparse demasiado, ni utilizar bolsas de agua caliente o mantas eléctricas.
10. No permanezca demasiado tiempo en la bañera, sobre todo si le gusta bañarse con agua muy caliente.
11. Dese duchas de agua fría en las piernas: desde los tobillos hasta las pantorrillas.
12. Si toma el sol, mójese las piernas a menudo, y haga trabajar la musculatura caminando o andando.
13. Trate de no levantar objetos muy pesados.
14. Al defecar, intente no hacer esfuerzo.
15. Intente dejar de fumar totalmente.
16. Prepárese una infusión con aquilea y alguna planta emoliente, como la malva, el espino blanco o las semillas de lino.
17. Aplíquese algunos de los geles que venden en las farmacias o una crema preparada en un herbolario a base de extractos de ciprés, castaño de la India, brusco y hamamelis. Dese un masaje de abajo hacia arriba.
18. Asegúrese de que ingiere suficiente vitamina C.

40

Tengo problemas cutáneos

Las mujeres embarazadas pueden verse afectadas por una gran variedad de problemas cutáneos provocados en su mayor parte por los cambios hormonales característicos de la gestación. Aunque algunos pueden resultar francamente incómodos, no suelen entrañar ningún peligro ni para la madre ni para el bebé, sin duda alguna un gran consuelo. Es aconsejable que se muestren siempre al tocólogo, para que pueda evaluarlos y de-

terminar un tratamiento si lo hay. En la mayoría de los casos, no obstante, habrá que armarse de paciencia y esperar a que desaparezcan por sí solos tras el parto. Veamos algunos de los más comunes.

Descamaciones o rugosidades evidentes

Suelen aparecer sobre todo en los codos, rodillas y maléolos.

- Utilizar cremas específicas antidescamativas.
- Utilizar solo productos hipoalergénicos.

Enrojecimiento de las palmas de las manos

Tanto las palmas de las manos como las plantas de los pies pueden presentar este fenómeno. A veces va acompañado de picor. Desaparecerá después del parto.

Las erupciones cutáneas en la cara

Suelen afectar sobre todo a aquellas mujeres que experimentan algo así justo antes de la menstruación. Para minimizar sus efectos:

- Siga fielmente la dieta ideal.
- Ingiera una gran cantidad de agua.
- Límpiese la cara con una crema limpiadora suave.
- Evite las cremas y los maquillajes grasos.
- Tómese un suplemento de vitamina B_6, pero solo si su tocólogo lo aprueba.
- Si se ve obligada a acudir al dermatólogo, hágale saber que está embarazada.

Excrecencias cutáneas

Suelen localizarse en zonas de mucha fricción, por ejemplo debajo del brazo, y acostumbran a aparecer durante el segundo y el tercer trimestre.

Piel extremadamente seca

La piel excesivamente seca puede producir una intensa picazón muy molesta, además de resultar estéticamente desagradable.

- Aplíquese una buena crema hidratante después de ducharse. Pruebe las cremas a base de almendra.
- Ingiera una gran cantidad de líquidos.
- Intente que el aire de su casa no esté excesivamente seco. Los humidificadores pueden resultar muy útiles.
- Utilice un producto que no contenga jabón.
- Limite el número de baños.

Los sarpullidos

Son el resultado del aumento de transpiración que experimentan las embarazadas. Puesto que las glándulas sudoríparas se distribuyen por todo el cuerpo, pueden aparecer en cualquier sitio. Aplíquese polvos de talco en la superficie afectada después de la ducha o el baño. Trate de mantener la zona fresca y limpia.

Oscurecimiento de la línea alba

La línea alba, una línea blanca que recorre el abdomen desde la parte superior del pubis hasta el pecho, suele resultar invisible durante la mayor parte de la vida. De hecho, son muy pocas las mujeres que saben que existe y tiene un nombre. Durante el embarazo, sin embargo, suele oscurecerse y hacerse más pronunciada. Por eso deja de llamarse línea alba y pasa a llamarse línea negra. No hay que asustarse, como la mayo-

ría de las anomalías que afectan nuestra piel durante el embarazo, desaparecerá después del parto.

Alteraciones en la pigmentación

A veces pueden aparecer unas manchas en la frente, nariz y mejillas. Suelen ser claras en las mujeres de piel oscura, y oscuras en las de piel clara. También pueden aparecer en zonas del cuerpo con mucha fricción, por ejemplo en los muslos. En ese caso se denomina hiperpigmentación.

- Utilice una crema solar con factor de protección 15.
- Asegúrese de que el complemento vitamínico que se está tomando contiene ácido fólico.
- Ingiera hortalizas de hoja verde, naranjas y pan integral a diario.

Pápulas y placas pruríticas de urticaria

Suelen desarrollarse en la estrías abdominales, los muslos, las nalgas o los brazos. Desaparecen después del parto y no acostumbran a reaparecer en los embarazos siguientes.

Es posible que el médico prescriba una medicación tópica y/o antihistamínica para aliviar las posibles molestias.

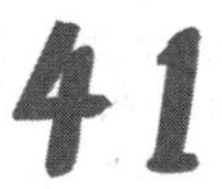

¡Pero si yo nunca he tenido jaquecas!

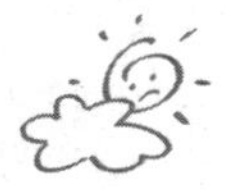

Aunque hay muchas personas que sufren de jaquecas, parece claro que las embarazadas son más propensas a dicha dolencia. Lo mismo puede ocurrir con las migrañas, un tipo específico de jaquecas. Entre las causas

más frecuentes cabe mencionar los cambios hormonales propios del embarazo, la fatiga, el estrés, la tensión y el hambre. Así pues, la gestante identificará el motivo del dolor y luego intentará ponerle remedio.

Modos de prevenir o aliviar las jaquecas

1. Trate de relajarse siempre que sea posible. Puede inclinarse por un curso de yoga o meditación, o poner en práctica algunos de los ejercicios de relajación aprendidos en el cursillo de preparación al parto. Hay quien prefiere tumbarse en una habitación, a oscuras y en silencio, durante un rato.
2. Huya del exceso de ruido y de los ambientes cargados. Nada de fiestas ruidosas y alocadas, ni de locales atestados de gente, ni de televisión a todo volumen. Trate de pasar la mayor parte del tiempo en un ambiente agradable y bien ventilado.
3. Descanse lo necesario. Actualmente, la mayor parte de las mujeres llevan una vida muy ajetreada: trabajan muchas horas en empresas que les exigen mucho, tratan de ocuparse de sus casas y de sus familias, tienen una vida social intensa, etc. Durante el embarazo, deberíamos bajar un poco el ritmo y hacer caso de lo que nos dice el cuerpo. De hecho, es un momento excelente para aceptar que en un futuro próximo deberemos cambiar nuestro modo de vida. Trate de descansar más, tanto por la noche como durante el día, pero no duerma más de lo necesario; podría ser contraproducente.
4. Coma de forma adecuada. Una de las mayores tonterías que puede cometer una embarazada es saltarse una comida. El bebé necesita nutrientes y vitaminas con regularidad, ya que no puede almacenarlas y consumirlas al cabo de un rato. Además, estar mucho tiempo sin comer puede hacer disminuir los niveles de azúcar en la sangre, algo nada aconsejable. Debe llevar siempre tentempiés ricos en calorías en el bolso, para las emergencias.
5. Trate de adoptar siempre una postura correcta, sobre todo cuando esté bastante rato realizando la misma actividad.
6. Póngase una bolsa de hielo en la nuca, cierre los ojos y trate de relajarse. Pasados unos veinte minutos retire la bolsa y siga descansando.

IMPORTANTE: Si la jaqueca persiste durante varias horas, se presenta con frecuencia, es consecuencia de una fiebre muy alta, va acompañada de trastornos visuales o hinchazón de las manos y la cara, avise inmediatamente a su médico.

42

¿Por qué tengo acidez de estómago?

Las futuras madres suelen padecer a menudo de digestiones lentas y difíciles. Después de las comidas, sobre todo cuando estas son copiosas, se sienten pesadas, hinchadas. Además, sufren otras molestias, como la acidez de estómago o los molestos ardores. De hecho, es muy difícil no padecer alguno de estos trastornos durante los nueve meses de embarazo. El único consuelo es que, a pesar de resultar bastante desagradable, no entraña ningún peligro para el feto que llevamos en el vientre.

Cómo evitar y aliviar los trastornos gastrointestinales

1. Eliminar de nuestra dieta cualquier alimento que provoque el trastorno en cuestión.
2. Realizar varias comidas poco copiosas al día en vez de tres muy abundantes.
3. Comer sin prisas y masticando bien los alimentos.
4. Tratar de no engordar más de lo estrictamente necesario.
5. Dejar de fumar por completo.
6. No llevar prendas ajustadas que presionen la cintura o el abdomen.
7. Cuando tenga que inclinarse, hágalo doblando las rodillas en vez de la espalda.
8. Duerma con la cabecera de la cama un poco levantada.
9. Trate de relajarse siempre que pueda.
10. Si no consigue aliviar los síntomas, pida a su médico que le recete algo. Los preparados que contienen sodio o bicarbonato sódico están contraindicados, pero hay medicamentos que son inocuos.

Las indigestiones

La gestante, al igual que el resto de los mortales, puede sufrir una indigestión por haber ingerido un exceso de comida o bebida. Pero también puede padecerla por motivos muy distintos. Las grandes cantidades de progesterona y estrógeno que produce su cuerpo relajan el tejido muscular del tracto gastrointestinal. Ello hace que los alimentos se desplacen de forma más lenta por los intestinos y que se formen gases, algo que puede llegar a ser muy doloroso y desagradable. Sin embargo, para el bebé resulta altamente beneficioso. Gracias a esa mayor lentitud, la absorción de los nutrientes es más efectiva, por lo que llegan en mayor cantidad a la placenta y también al sistema sanguíneo del feto.

Acidez de estómago

Si el esfínter que separa el esófago del estómago se relaja, la comida y los jugos gástricos vuelven al esófago irritando su delicado revestimiento. Ello provoca una sensación de quemazón que se denomina acidez gástrica. Durante los dos últimos trimestres, tanto este problema como las indigestiones suelen verse agravados por la presión que el útero ejerce sobre el estómago, que estará cada vez más comprimido.

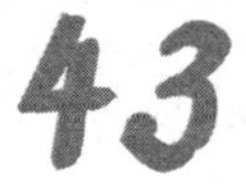

43 Tengo la presión sanguínea elevada

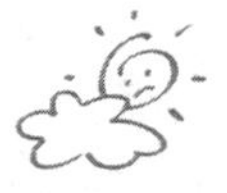

Es posible que en una de las visitas a nuestro tocólogo o a la farmacia más cercana encuentren que tenemos la presión elevada, pero si se trata de un fenómeno aislado no tenemos por qué alarmarnos. Los nervios, las preocupaciones o un esfuerzo físico sin importancia pueden alterarla momentáneamente sin que ello sea significativo. No en vano entre un 1 y un 2 % de las embarazadas padecen una subida transitoria de la presión sanguínea durante el embarazo que es absolutamente inofensiva y desaparece tras el parto.

Alteraciones de la presión durante el embarazo

Por regla general la presión disminuye ligeramente durante el segundo trimestre y se eleva de nuevo durante el tercer trimestre. Se considera que la alteración es grave si la presión sistólica (el número superior) aumenta 30 mmHg o la presión diastólica (el número inferior) aumenta 15 mmHg por encima de la presión básica o normal de la paciente en dos lecturas sucesivas realizadas con un intervalo de unas seis horas. Si fuera su caso, el médico la pondrá en tratamiento o le indicará los cuidados que debe seguir.

- Descanse siempre que tenga ocasión de hacerlo, a ser posible con las piernas en alto.
- Si su trabajo o su familia le exigen un gran esfuerzo, plantéese la posibilidad de reducir su jornada laboral o de conseguir ayuda externa.
- Realice algunos ejercicios de relajación varias veces por semana o incluso diariamente.
- Asegúrese de que su médico la controla de forma estricta.
- Tómese la presión sanguínea a diario para detectar cualquier alteración. Hágalo cuando esté relajada.
- Si su médico le prescribe alguna medicación, tómesela.
- Siga una buena dieta alimenticia. Si su médico así se lo indica, elimine o disminuya los alimentos que tienen un alto contenido de sodio.
- Beba mucho líquido, sobre todo si nota que se le hinchan los pies y los tobillos.
- Al menor signo de anomalías, avise a su médico.

Mujeres que sufren de hipertensión crónica

Los embarazos de las mujeres que padecen hipertensión crónica se consideran de alto riesgo. Sin embargo, ello no significa que no puedan llegar a término felizmente como otro embarazo cualquiera. Actualmente, los adelantos médicos y tecnológicos garantizan el éxito en la gran mayoría de los casos. Ahora bien, la mujer que sufra este tipo de trastorno debe ser consciente de ello, notificárselo a su médico desde el principio y poner en práctica algunas medidas preventivas para evitar posibles complicaciones.

44

Tengo miedo de estar anémica

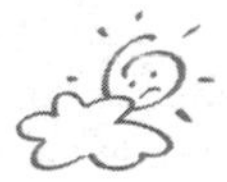

Durante la gestación, el volumen sanguíneo de la madre aumenta considerablemente, por lo que la cantidad de hierro necesaria para producir los glóbulos rojos es también mayor. Las mujeres que sufren un déficit de dicho mineral –aproximadamente un 20 % de las embarazadas– pueden contraer una anemia más o menos grave. Este tipo de trastorno suele presentarse hacia las 20 semanas de gestación, momento en que la necesidad de hierro aumenta de forma significativa. De todos modos, es muy posible que el feto no sufra este tipo de deficiencia, ya que en el caso del hierro sus necesidades se suplen antes que las de la madre. Por esto ella experimenta los síntomas y las posibles consecuencias que se deriven de ellos, pero el pequeño no. La anemia causada por una deficiencia de hierro suele ser fácil de eliminar. Bastará con tomar una dieta rica en hierro y con tomar un suplemento de hierro diario.

La anemia falciforme

Hasta hace algunos años, esta dolencia podía complicar mucho, o incluso imposibilitar, un embarazo. Hoy en día, no obstante, las mujeres que padecen esta enfermedad no tienen por qué renunciar a tener hijos. Eso sí, su embarazo será considerado de alto riesgo para evitar posibles complicaciones y para garantizar al máximo el éxito de la gestación. Hay que tener en cuenta que el cuerpo de una mujer que sufre de anemia falciforme se ve sometido a un esfuerzo mucho mayor y puede ser más propenso a sufrir un aborto espontáneo o un parto prematuro. Así pues, la paciente informará a su médico desde el primer momento o incluso antes de quedarse embarazada, y discutirá con él las medidas preventivas que debe tener en cuenta tan pronto como el test del embarazo dé positivo. Entre los consejos más probables estarán:

1. Acudir a los controles médicos con más frecuencia que las otras embarazadas, cada dos o tres semanas o incluso más a menudo si fuera necesario.
2. Realizar una serie de pruebas y análisis suplementarios para detectar cualquier anomalía.
3. Tomar los suplementos vitamínicos y de hierro prescritos por el médico.
4. Dejar que se le practique una transfusión sanguínea en determinados momentos.
5. Escoger un tocólogo que esté familiarizado con la anemia falciforme o que trabaje conjuntamente con un especialista en medicina maternofetal, un internista o un hematólogo bien informados.
6. Tomar antibióticos en el posparto para evitar posibles infecciones (solo si lo recomienda el médico).

IMPORTANTE: Si ambos progenitores son portadores del gen de la anemia falciforme, el riesgo de que su hijo herede una forma seria de dicha enfermedad es muy alto.

Alimentos especialmente ricos en hierro

Las frutas, las verduras, los cereales y la carne contienen pequeñas cantidades de hierro, pero hay otros alimentos que son particularmente ricos en hierro:

- Aguaturmas.
- Alga spirulina.
- Buey.
- Calabazas.
- Col rizada y grelos.
- Espinacas.
- Frutos secos.
- Garbanzos.
- Guisantes.
- Harina de algarrobas.
- Hígado y otras vísceras (sin abusar).
- Judías secas.
- Lentejas.
- Melaza negra.
- Ostras cocinadas.
- Patatas con piel.

- Pato.
- Sardinas.
- Semillas de soja.

Mujeres con mayor riesgo de sufrir una anemia

- Las que han tenido varios hijos en poco tiempo.
- Las que esperan mellizos, trillizos o más bebés.
- Las que vomitan mucho o están mal nutridas a causa de los mareos matutinos.
- Las que ya estaban mal nutridas antes de quedarse en estado o se alimentan mal durante el embarazo.

Síntomas que experimenta la embarazada anémica

- Palidez extrema.
- Sensación de debilidad.
- Agotamiento extremo.
- Palpitaciones.
- Falta de aliento.
- Desmayos.

Algunas consideraciones a tener en cuenta

- Si se ingiere el suplemento de hierro entre comidas y junto con algún alimento rico en vitamina C, la absorción del mineral por parte del cuerpo es mayor.
- Puesto que es mejor prevenir que curar, sobre todo durante el embarazo, aproximadamente a partir de la decimosegunda semana es aconsejable tomar un suplemento de hierro de unos treinta miligramos.
- El suplemento de hierro no debe tomarse con la leche, el café o el té, ya que dichos alimentos disminuyen su absorción por parte del cuerpo.

45

Siento dolor en los lados de la pelvis

Hay determinados síntomas que siempre provocan alarma entre las embarazadas, sobre todo cuando estas son primerizas. Uno de estos síntomas son las hemorragias, sean del tipo que sean, y signifiquen lo que signifiquen. Otro son los dolores desconocidos que se presentan de repente. Uno de los primeros que puede experimentar, y que de hecho experimentan la gran mayoría de las gestantes, es una desagradable sensación de dolor en los lados de la pelvis. Puede tratarse de una sensación sorda o por el contrario ser aguda y punzante. Muchas mujeres la describen en un primer momento como dolor de ovarios, descripción errónea ya que, como nuestro tocólogo nos aclarará, los ovarios nunca duelen. Lo que ocurre en realidad es que los músculos y los ligamentos que aguantan el útero se están estirando para poder sujetar su nuevo peso y volumen. El dolor puede desaparecer rápidamente o persistir durante algunas horas. No debemos preocupamos ya que no se trata de nada malo. Es la consecuencia de uno de los muchos cambios que experimenta nuestro cuerpo por el hecho de haber concebido un bebé.

Cuándo suele aparecer este dolor

En realidad, puede manifestarse en cualquier momento, pero determinados movimientos o posiciones hacen más posible su aparición.

- Al levantarnos de la cama después de haber estado echadas toda la noche o un ratito.
- Al levantarnos bruscamente de una silla.
- Al levantarnos del sofá en el que nos habíamos espachurrado.
- Al toser.
- Si venimos cargadas con la compra.
- Si hemos adoptado durante un rato una posición forzada.

Cuándo debemos preocuparnos

1. Si el dolor deja de ser ocasional y empieza a ser persistente.
2. Si va acompañado de fiebre.
3. Si tenemos escalofríos.
4. Si te produce alguna hemorragia.
5. Si sufrimos desmayos.
6. Si se produce un aumento de nuestro flujo vaginal.
7. Si experimentamos algún otro síntoma extraño.

Qué debemos hacer

- Descansar un rato adoptando una postura que nos resulte cómoda o andar un rato por el comedor o la habitación hasta que desaparezca.
- Se lo mencionaremos a nuestro médico en la próxima visita.

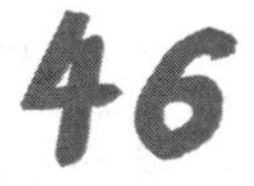

46
¡No sé cómo vestirme!

Durante el embarazo es muy importante llevar ropa cómoda, pero también que nos favorezca y nos haga sentir más atractivas. Por lo tanto, en vez de tratar de embutimos en nuestras prendas habituales, es conveniente que visitemos una o varias tiendas de premamá. Actualmente existen distintas cadenas y marcas comerciales, sobre todo en las grandes ciudades, por lo que es posible encontrar ropa de todos los estilos.

Algunas directrices a seguir

1. Compre la ropa a medida que la necesite. Su cuerpo pasará por distintas fases, por lo que es más sensato ir incorporando las prendas poco a poco.

2. Muchas de las prendas que se venden en las tiendas normales resultan igualmente cómodas para las embarazadas. Por lo tanto, no estará de más que se dé una vuelta por las tiendas en las que suele comprarse la ropa.
3. No tiene por qué renunciar a su forma de vestir, a su estilo. Si busca con calma acabará encontrando algo que le guste de verdad.
4. Ponga una atención especial en los accesorios y en los detalles. Una gargantilla que resalte la esbeltez de nuestro cuello o un escote que destaque la exuberancia de nuestros pechos nos ayudarán a sentimos más atractivas.
5. Una ropa interior adecuada nos permitirá sentirnos más cómodas y bellas.
6. En verano inclínese por la ropa de algodón, los colores claros y las ropas holgadas; se sentirá más fresca y limpia. En invierno vístase por capas; así cuando entre en calor podrá irse quitando las prendas que le sobren.
7. Utilice medias especiales para embarazadas y, si tiene problemas circulatorios, especiales para la circulación.
8. Acepte cualquier prenda que le ofrezcan las amigas que ya han estado embarazadas. Los vestidos de premamá se utilizan durante un período de tiempo muy corto y vale la pena amortizarlos.
9. Haga una visita al armario de su marido. Lo más probable es que este le preste encantado sus pantalones de chándal, sus camisetas, sus pantalones cortos, sus camisas tejanas y alguno de sus cinturones.

Ropa que no debemos llevar

- Prendas apretadas que dificulten nuestros movimientos o nos opriman.
- Tacones altos y finos.
- Los sujetadores que utilizamos habitualmente.
- Los calcetines que llevan una franja elástica en la parte superior.

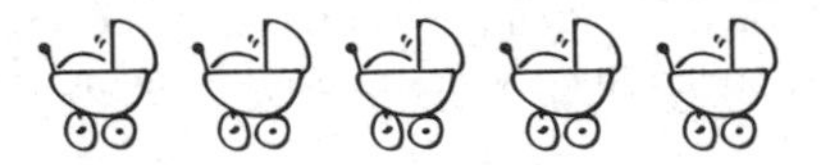

47
Tengo la boca hecha un desastre

La higiene bucal es siempre muy importante, pero durante los nueve meses que dura el embarazo debemos extremar los cuidados. Las encías, al igual que las membranas mucosas nasales, pueden inflamarse a causa de la actividad hormonal, por lo que suelen sangrar con facilidad. No se trata de nada grave, pero puede resultar desagradable. Si dicha hinchazón se convirtiera en una gingivitis, no obstante, trataremos de ponerle remedio ya que puede llegar a doler muchísimo. Por otro lado, hay que tener en cuenta que una dentadura en mal estado puede constituir una fuente de infección muy peligrosa tanto para el feto como para la madre; si la boca es uno de nuestros puntos débiles, tendremos más cuidado que nunca. Finalmente, las caries ya existentes pueden agravarse debido a la pérdida de calcio que se experimenta durante la gestación. Como ocurre en la mayoría de los casos, es mejor prevenir que tener que poner un remedio de urgencia luego. Por eso es aconsejable que visitemos al dentista antes incluso de quedar en estado, y las veces que consideremos necesarias una vez se haya iniciado el embarazo.

Algunos consejos para mejorar el estado de su boca

1. Hágase como mínimo una limpieza bucal. Lo ideal, no obstante, es hacerse una cada trimestre. Con ello eliminará la placa, que empeora los problemas de las encías e incrementa el riesgo de que se formen caries en nuestra dentadura.
2. Si tiene algún problema bucal que no es urgente y que exigiría anestesia, es mejor aplazarlo hasta después del embarazo. Todas las formas de anestesia entrañan un riesgo potencial para el feto.
3. No dejen que le realicen ninguna radiografía de la boca sin antes consultarlo con su ginecólogo.

4. Cepíllese los dientes a conciencia después de cada comida. Opte por un cepillo de dientes de cerdas suaves.
5. Cepíllese también la lengua y enjuáguese la boca con un elixir bucal.
6. Si se ha olvidado el cepillo de dientes en casa y come en el trabajo, pida queso de postre o, una vez de vuelta a la oficina, masque un chicle sin azúcar o tómese un puñado de cacahuetes.
7. Elimine o reduzca el azúcar refinado de su dieta, especialmente entre las comidas.
8. No coma frutos secos entre comidas.
9. Aumente la cantidad de alimentos ricos en vitamina C que ingiere.
10. Tómese diariamente la cantidad indicada de calcio y, en caso de que su médico se lo prescriba, el suplemento de calcio aconsejado.

48

El tocólogo me ha dicho que tengo una cistitis

Otro de los trastornos típicos del embarazo son las infecciones del tracto urinario. La más corriente es la cistitis, una simple infección de la vejiga urinaria. Puesto que la cistitis puede no producir síntomas, cada vez que acudamos al tocólogo debemos llevar una muestra de orina para que este pueda realizar un análisis rutinario. Si el resultado fuera positivo, nos pondrá en tratamiento de inmediato. Del mismo modo, si experimentamos la necesidad de orinar con más frecuencia de la habitual y luego tan solo nos salen dos o tres gotas, si sentimos quemazón al orinar, o si sentimos un dolor agudo en el bajo vientre, debemos avisar inmediatamente a nuestro médico. Una vez iniciado el tratamiento, debemos seguirlo hasta el final ya que de lo contrario la cistitis podría reaparecer pasados unos días.

Algunos remedios caseros

1. Ingerir una gran cantidad de líquidos. Hay que beber sobre todo agua, y también zumos de cítricos o arándanos sin endulzar.
2. Suprimir el café —normal y descafeinado—, el té y el alcohol.
3. Si el médico nos receta antibióticos para poner fin a la infección, tomaremos yogures que contengan cultivos activos.
4. Tratar de mantener altas las defensas siguiendo una dieta nutritiva y baja en azúcares, y descansando más de lo habitual.
5. Asegurarse de que la vejiga queda completamente vacía después de orinar. Inclínese hacia delante mientras orina o espere unos minutos y vuélvalo a intentar.
6. Orinar siempre que se tengan ganas.
7. Orinar antes y después de mantener relaciones sexuales.
8. Mantener limpia la zona vaginal y perineal lavándose a diario.
9. Limpiarse siempre de delante hacia atrás.
10. No utilizar jabones perfumados ni otros productos que puedan irritar la zona.
11. Utilizar ropa interior que tenga la entrepierna de algodón.
12. No llevar ropa apretada.
13. Dormir sin braguitas.
14. No ponerse medias debajo de los pantalones a menos que sea indispensable.

Síntomas que deben preocuparnos

Las infecciones de la vejiga pueden originar una infección de los riñones si no son tratadas correctamente. Este tipo de eventualidad suele producirse durante el último trimestre y puede desencadenar un parto prematuro o poner en peligro la vida del bebé y de la madre. Así pues, si experimenta alguno de los síntomas siguientes —fiebre alta, escalofríos, sangre en la orina, y dolor de espalda en la zona lumbar o en ambos laterales—, debe avisar al médico de inmediato.

V. Actividades y tipos de ejercicio que se pueden realizar

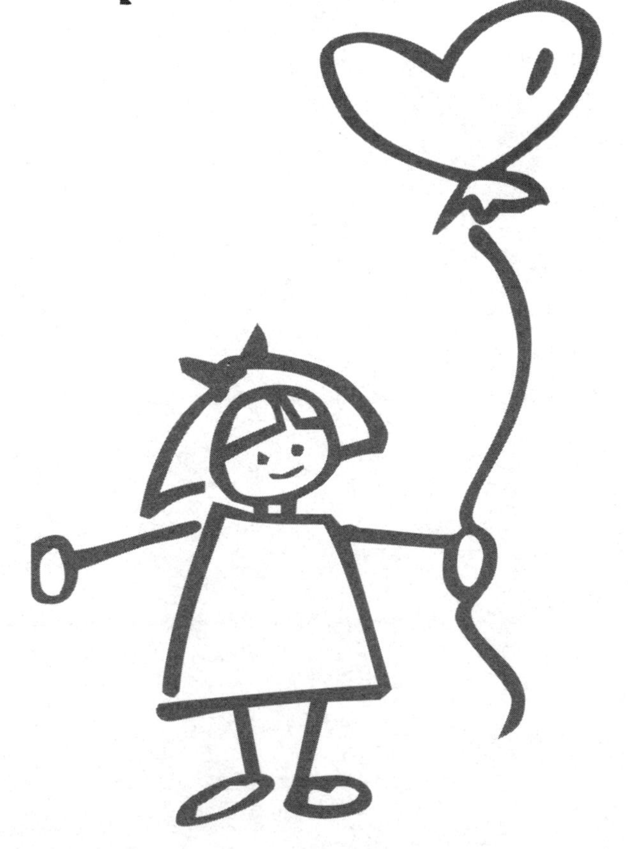

49

¿Me conviene pasear?

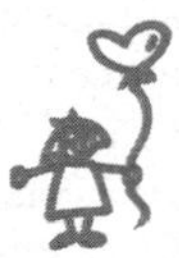

Llevar una vida excesivamente sedentaria es siempre perjudicial para la salud, pero hay determinados momentos de la vida en los que puede resultar especialmente contraproducente. El embarazo es uno de ellos, ya que a medida que pasan los meses la mujer va perdiendo gradualmente su forma física. No se trata de poner en práctica un programa intenso que nos deje exhaustas, algo totalmente desaconsejable, sino de realizar determinadas actividades que favorecen la oxigenación de los músculos, estimulan el corazón y los pulmones, y nos hacen mover toda la musculatura y las articulaciones. No hay que olvidar que a lo largo de la gestación los cartílagos se ablandan, por lo que disminuye la capacidad de control de los movimientos y aumentan las posibilidades de caídas, torceduras y dolores en las articulaciones. Así pues, habrá deportes o tipos de ejercicio a los que deberemos renunciar, incluso si los venimos practicando habitualmente.

Tipos de ejercicio que no son aconsejables durante el embarazo

- El *footing*, a no ser que se esté habituado a él y el médico dé su visto bueno.
- El tenis, sobre todo la modalidad individual.
- El esquí, por el riesgo de caídas.
- Los deportes que impliquen contacto.
- El submarinismo y el buceo.
- La equitación.
- Cualquier ejercicio que nos deje exhaustas, como el aerobic o las tablas de gimnasia tradicionales.

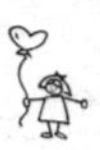

Algunas normas preventivas

1. No haga nunca ejercicio con el estómago totalmente vacío. Si hace muchas horas que no ingiere nada, tómese algo ligero entre 15 y 30 minutos antes de empezar.
2. Póngase ropa cómoda y holgada, preferentemente de algodón. En vez de zapatillas deportivas, utilice unos calcetines.
3. Trate de evitar las superficies excesivamente duras o irregulares. Cómprese una colchoneta y un cojín o una cuña adecuados para cuando tenga que mantenerse ligeramente erguida.
4. Evite fatigarse demasiado. Después de realizar la gimnasia diaria debe sentirse en plena forma y a gusto, no exhausta.
5. No permita que su cuerpo se caliente en exceso. Realice sus ejercicios cuando el calor afloje y en una habitación que esté bien ventilada.
6. Tenga más precaución que de costumbre; no olvide que su centro de gravedad cada vez se desplaza más hacia delante y que sus articulaciones están ahora más laxas.
7. A partir del cuarto mes, no realice ejercicios tendida sobre la espalda; de lo contrario, el peso del útero podría comprimir algún vaso importante impidiendo una correcta circulación.
8. Durante el tercer trimestre, disminuya gradualmente la actividad física.

Tipos de ejercicio que son aconsejables durante el embarazo

- Caminar a buen ritmo.
- Nadar en aguas poco profundas, que no estén ni muy frías ni muy calientes.
- Hacer bicicleta estática sin fatigarse excesivamente.
- Realizar técnicas de relajación.
- Realizar ejercicios específicos para tonificar la pelvis.
- Realizar ejercicio para mejorar la circulación.
- Dar paseos en bicicleta a ritmo de paseo y preferiblemente por zonas llanas.

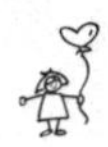

Beneficios del ejercicio

1. Aumenta nuestro tono y fuerza musculares, y ello a su vez:

- Sirve para aliviar el dolor de espalda.
- Puede evitar o reducir el estreñimiento.
- Nos ayuda a aguantar mejor el sobrepeso del embarazo.
- Facilita el parto.

2. Incrementa nuestro nivel de resistencia, y ello a su vez:

- En caso de que tengamos la mala suerte de que nuestro parto sea largo, nos ayudará a que resulte más fácil aguantarlo.

3. Nuestra circulación mejorará, y ello a su vez:

- Favorecerá el transporte de oxígeno y nutrientes hacia el feto.
- Hará menos probable que suframos de venas varicosas.
- Evitará o reducirá el riesgo de que padezcamos de hemorroides.
- Conseguirá que nuestro cuerpo retenga menos líquidos.

4. Quemaremos más calorías, y ello a su vez:

- Nos permitirá comer más sin engordar.
- Hará que después del parto nos resulte más fácil recuperar nuestra anterior silueta.

5. Aunque parezca una paradoja, nos sentiremos menos cansadas, y ello a su vez:

- Nos ayudará a descansar mejor durante la noche.

6. Nos sentiremos más fuertes y capaces, y ello a su vez:

- Nos ayudará a superar las tensiones físicas y emocionales propias del embarazo.

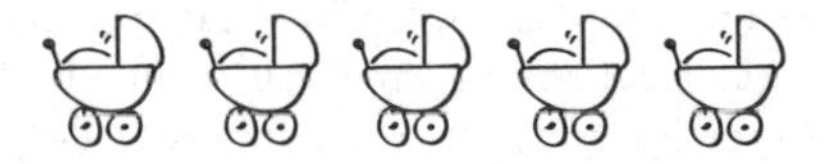

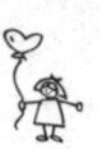

Mujeres que no deben realizar ningún tipo de ejercicio

Es verdad que el ejercicio es muy sano y beneficioso, pero en determinados casos, y tratándose de mujeres embarazadas, los riesgos potenciales pueden obligar a prohibirlo. Antes de iniciar cualquier tipo de actividad física debemos consultar a nuestro tocólogo, incluso si no pertenecemos a ninguno de los grupos que citamos a continuación.

- Las que hayan tenido tres o más abortos espontáneos o partos prematuros.
- Las que han sufrido alguna hemorragia o pérdida importante.
- Las que sufran alguna enfermedad cardíaca.
- Las que tengan diabetes.
- Las que padezcan anemia u otro trastorno sanguíneo.
- Las que tienen una cérvix incompetente.
- Aquellas a las que se ha diagnosticado una placenta previa.
- Las que tienen la presión sanguínea alta.
- Las que sufren una enfermedad tiroidea.
- Las que pesan demasiado o demasiado poco.
- Las que han tenido algún parto precipitado, es decir, exageradamente breve.
- Cuando el feto no se desarrolló bien en un embarazo anterior.

Consejos a tener en cuenta

1. El ejercicio debe aumentar de intensidad de forma progresiva. Empiece haciendo unos ejercicios de calentamiento, siga luego con los más intensos y vuelva de nuevo a los más suaves.
2. No se exceda en el tiempo. Bastará con que su sesión de ejercicios dure entre media hora y una hora.
3. Su pulso no debería exceder nunca las 140 pulsaciones por minuto.
4. Fíjese una rutina o reserve determinado momento del día para realizar la actividad física. Si no corre el riesgo de hacer mucho una semana y nada la siguiente.
5. Piense que debe compensar las calorías que quema, pero tomando alimentos nutritivos que el niño pueda aprovechar, y no dulces u otras calorías vacías.
6. Cuando hacemos ejercicio solemos sudar y eliminar una cantidad extra de líquidos. Debemos reemplazarlo inmediatamente bebiendo más agua. Lo mejor es beber antes, durante y después del ejercicio.

7. Si le falta fuerza de voluntad o no encuentra nunca el momento oportuno, apúntese a hacer un cursillo diseñado específicamente para embarazadas. Cada vez hay más gimnasios que los ofertan. Asegúrese, no obstante, de que el profesor sabe lo que está haciendo.

50
¿Cuáles son los ejercicios de preparación al parto?

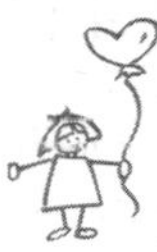

A continuación se ofrecen una serie de ejercicios que constituyen un entrenamiento idóneo para la preparación al parto. Gracias a ellos se favorece la circulación en los miembros inferiores, se consigue una correcta estática corporal, potenciar y dar elasticidad a la musculatura del suelo pélvico, adecuar la respiración a las necesidades del parto, y una óptima relajación.

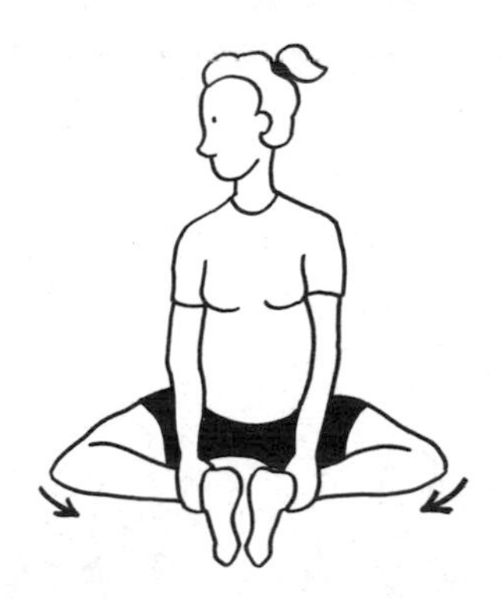

1. EJERCICIO DE FLEXIBILIDAD ARTICULAR
Realice movimientos de vaivén, intentando que las rodillas se acerquen al suelo mientras respira de una forma libre y natural. Repítalo unas veinte veces.

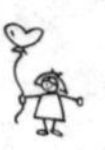

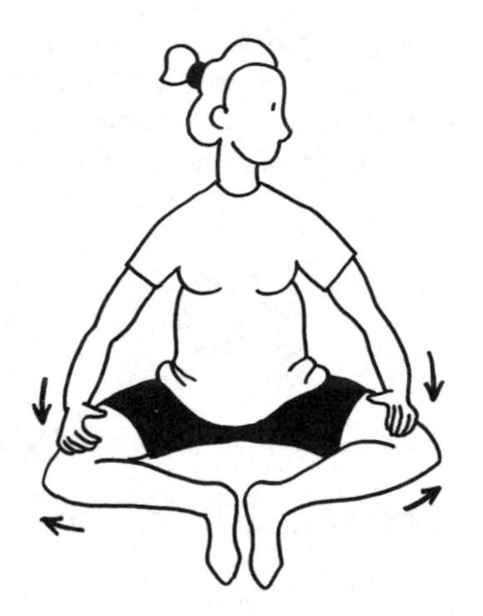

2. EJERCICIO DE ELASTICIDAD PERINEAL

Presione las manos contra las rodillas, que deben aguantar esta presión. Al mismo tiempo contraiga los músculos de la zona genital (suelo de la pelvis), contando hasta 4 mientras se hace presión. Después, descanse contando hasta 8. Repítalo unas diez veces.

3. EJERCICIO PERINEAL

Apriete (contando hasta 4) los músculos del suelo de la pelvis sin contraer el abdomen. Descanse contando hasta 8. Realice unos cien ejercicios diarios en distintas posturas (como las indicadas), en tandas de 10 contracciones. Estas posturas pueden ser:

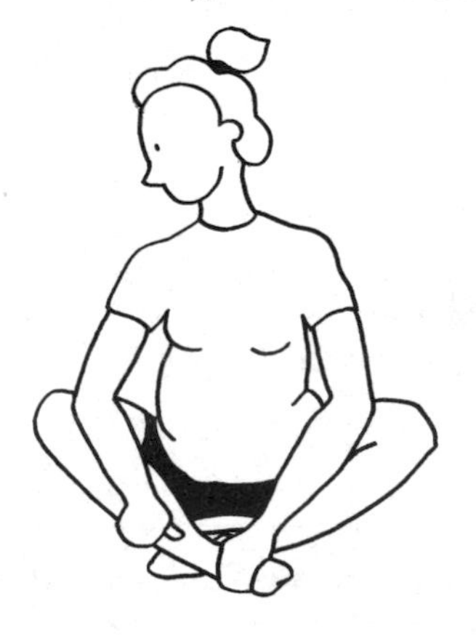

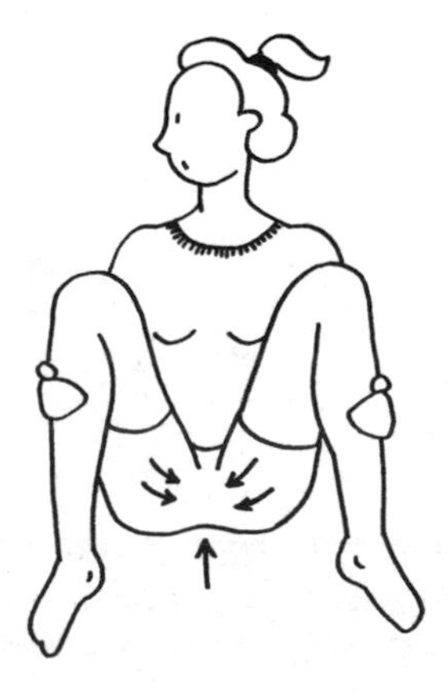

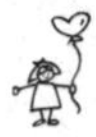

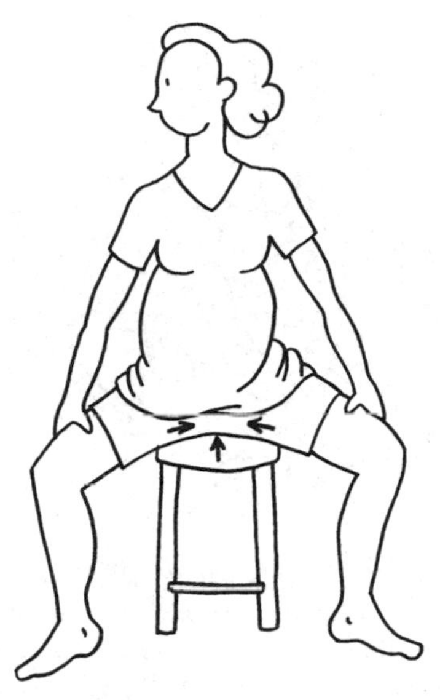

- *Sentada en posición del loto.*
- *Sentada en una silla con las piernas separadas.*
- *De pie.*
- *Estirada.*

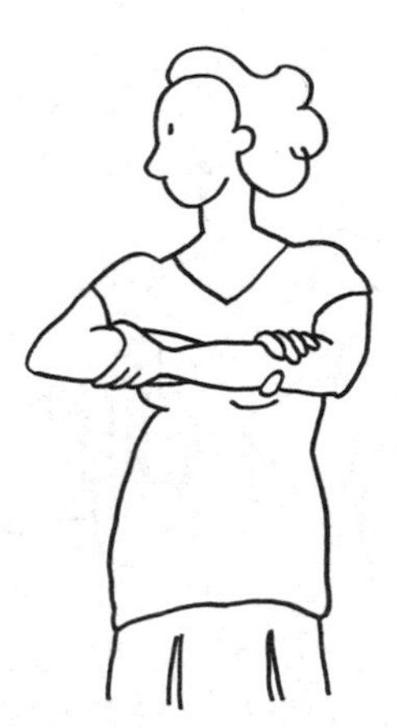

4. EJERCICIO PECTORAL

Colocando los hombros y codos a la misma altura, dirija un movimiento firme desde las muñecas a los codos. Repítalo unas veinte veces.

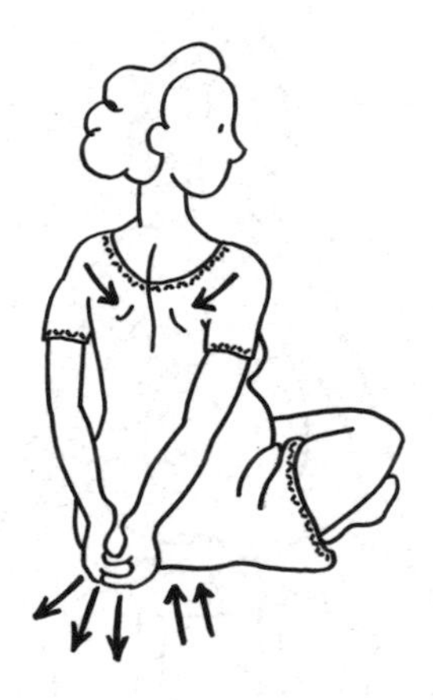

5. EJERCICIO PECTORAL-DORSAL-PERINEAL
Practique una rotación de los hombros hacia atrás, cogiéndose las manos a la espalda y contrayendo los músculos del suelo pélvico. Manténgase así contando hasta 4 y descanse después contando hasta 8. Repítalo unas diez veces.

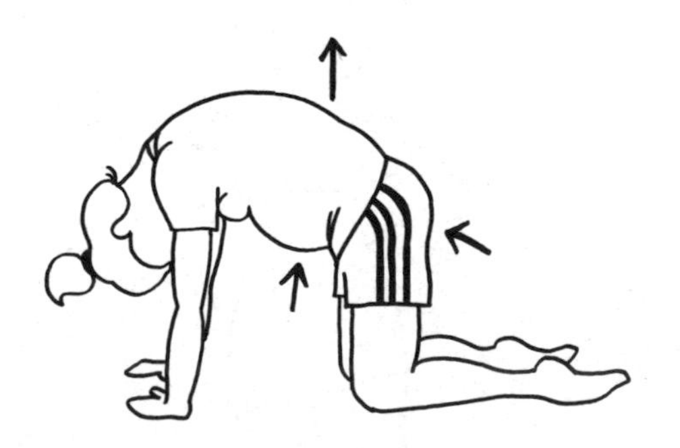

6. EJERCICIO DE FLEXIBILIDAD VERTEBRAL
Expulse el aire al bajar la cabeza, mientras se contraen vientre, nalgas y genitales para que la espalda quede curvada. Tome aire al elevar la cabeza y relaje las zonas contraídas. Repítalo unas diez veces.

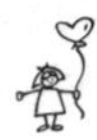

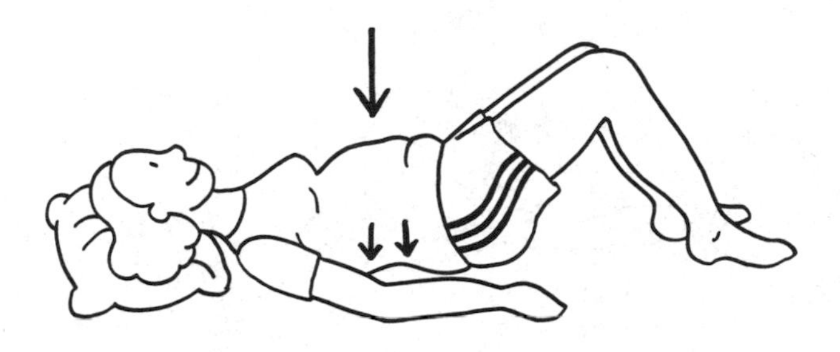

7. EJERCICIO DE BASCULACIÓN PÉLVICA
Expulse el aire contrayendo vientre, nalgas y genitales para que la columna contacte con el suelo. Al inspirar, relaje las zonas contraídas. Repítalo unas veinte veces.

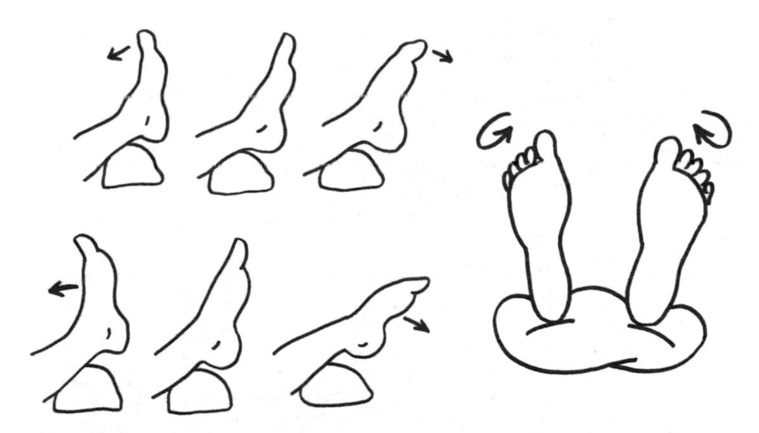

8. EJERCICIO CIRCULATORIO DEL PIE
Coloque las piernas algo elevadas descansando sobre una o dos almohadas. Realice los siguientes ejercicios, repitiéndolos unas quince veces:

- *Flexionar y extender los dedos del pie.*
- *Flexionar y extender ambos pies para ejercitar los tobillos.*
- *Realizar círculos con los pies hacia ambos lados.*

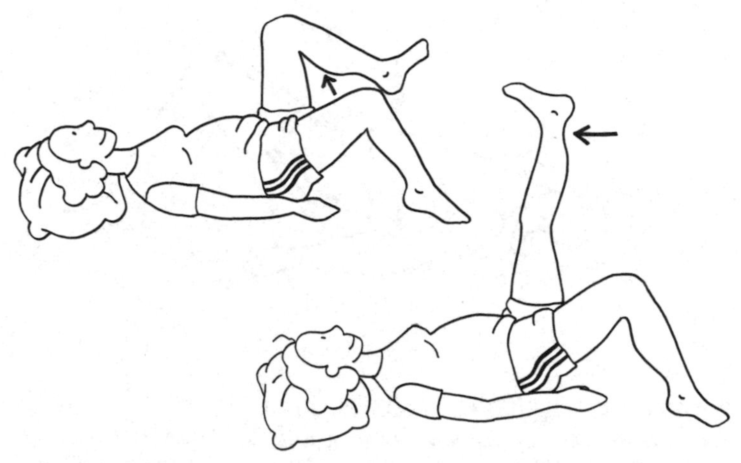

9. EJERCICIO CIRCULATORIO DE LAS PIERNAS

Flexione la pierna sobre el vientre, manteniendo el pie en punta. Después eleve verticalmente la pierna con el pie plano. Flexione de nuevo la pierna y descanse el pie sobre el suelo. Repítalo unas cinco veces con cada pierna.

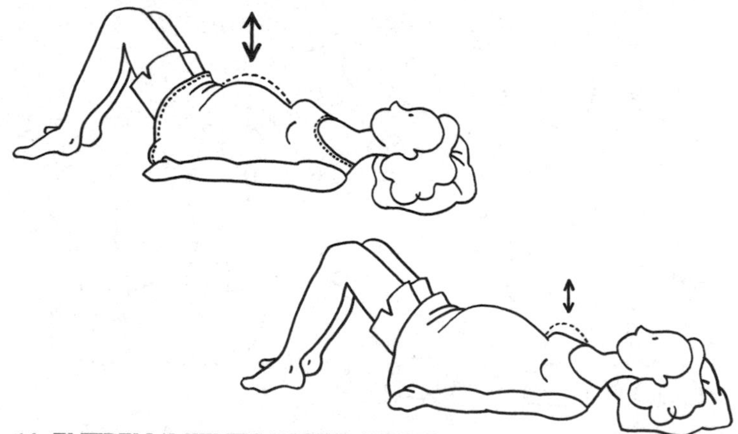

10. ENTRENAMIENTO RESPIRATORIO

Respiración abdominal: tome y expulse el aire elevando y descendiendo el vientre.
Respiración torácica: tome y expulse el aire movilizando el tórax y manteniendo el vientre en reposo.
Durante las contracciones del parto, es recomendable realizar las respiraciones abdominales y torácicas tomando aire deforma rápida y expulsándolo prolongada y lentamente.

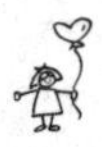

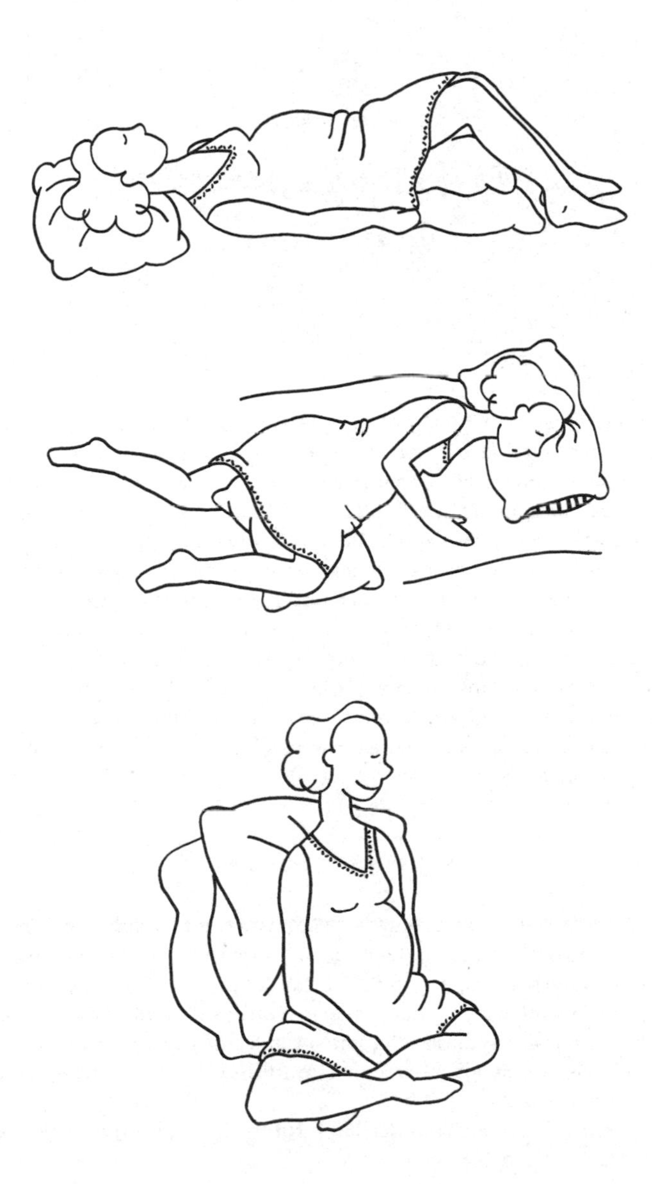

11. RELAJACIÓN
Las posturas más apropiadas para la relajación son: estirada boca arriba, de lado o sentada.

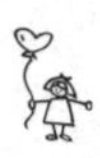

51

Me gustaría practicar la natación

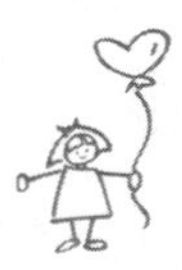

Excelente idea. La natación es uno de los deportes más beneficiosos y aconsejables para la mujer embarazada. Mientras estamos en el agua, nos sentimos aligeradas, como si de repente hubiéramos perdido todos esos kilos que hemos ido acumulando. Además, este medio nos permite ejecutar los movimientos con facilidad y flexibilidad, algo que nos ayudará a sentirnos menos patosas. Pero lo más importante es que practicando este deporte aumentaremos de un modo gradual nuestra capacidad torácica y aprenderemos a retener el aire inspirado, algo muy ventajoso cuando llegue el momento del parto. Que mejoraremos la circulación de nuestras venas evitándonos muchos problemas circulatorios. Y que nuestros músculos se mantendrán elásticos y en forma durante los nueve meses, algo que nos ayudará a recuperar nuestra silueta anterior con mucha más rapidez después del parto.

Ventajas de los distintos estilos

- La braza: Este estilo resulta perfecto para la mujer gestante. Los movimientos de los brazos desarrollan la caja torácica; los de las piernas nos obligan a trabajar y flexibilizar los músculos del perineo, los músculos internos y externos de los muslos y los músculos abdominales inferiores; durante el parto tendremos que utilizarlos todos. Además, nos ayuda a corregir la postura y por tanto evita que nos duela la espalda.
- El crol: Es beneficioso desde el punto de vista respiratorio, pero debe practicarse lentamente.
- La espalda: Aconsejable sobre todo para aquellas mujeres que tengan dolor de espalda.
- La plancha: Sirve para aprender a relajarse conscientemente.

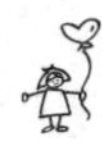

Síntomas que deben alertarnos

- Algún dolor inesperado: en las caderas, espalda, pelvis, pecho, cabeza, etc.
- Una rampa o punzada fuerte.
- Un mareo.
- Taquicardia o palpitaciones repentinas.
- Una falta de aliento muy acusada.
- Dificultades para andar o falta de control muscular.
- Las jaquecas intensas.
- Hinchazón progresiva de las manos, pies, tobillos o cara.
- Pérdida de líquido amniótico.
- Hemorragia vaginal.
- Descenso pronunciado o cese de los movimientos fetales después de la vigésimo octava semana.

52

Me da miedo hacer el amor

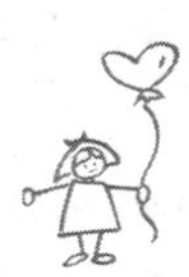

A muchas mujeres, y también a muchos hombres, les da miedo hacer el amor durante el embarazo. Es una reacción comprensible, ya que ambos se encuentran ante una situación completamente nueva y desconocida que tiene mucho de maravillosa pero también de desconcertante. No obstante, dicho miedo es infundado, a no ser que el médico nos indique lo contrario por algún motivo concreto. Así pues, no hay por qué renunciar a una vida sexual plena y satisfactoria. Es posible, sin embargo, que la conducta de uno y otro varíe sensiblemente. Se trata de una etapa más y debemos afrontarla conjuntamente, con humor e imaginación.

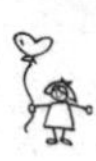

¿Calidad o cantidad?

1. No te obsesiones pensando en la frecuencia. Lo importante es que tanto tú como tu pareja hagáis el amor cuando os apetezca de verdad; y que cuando tengáis relaciones, estas resulten satisfactorias para ambos.
2. Descubre otros aspectos de la relación con tu pareja. El sexo no consiste únicamente en hacer el amor. Una muestra de cariño, un buen masaje sensual, una sesión intensiva de caricias y mimos, un baño relajante para dos o una noche de confesiones arropados bajo una manta pueden resultar igualmente excitantes. Y es posible que te permitan descubrir alguna faceta de tu cónyuge que desconocías por completo o recuperar otras que ya habías olvidado.
3. Si todavía no tienes la sana costumbre de hacerlo, puede ser un buen momento para empezar a hablar del sexo abiertamente: lo que sientes, lo que realmente te apetece, las cosas que imaginas o sueñas, etc. Ello hará que te sientas más cerca de tu pareja y que experimentes nuevas sensaciones.
4. Si sientes algo que te asusta o te preocupa, háblalo con tu pareja. A lo mejor a él le ocurre algo parecido y tampoco sabe cómo contártelo.
5. En vez de pensar que al hacer el amor podéis dañar al pequeño que llevas dentro —algo totalmente falso cuando se trata de un embarazo normal—, piensa que es una muy grata manera de mantenerse en forma para cuando llegue el momento del parto.
6. Atreverse a probar nuevas posturas implica tener un cierto grado de complicidad. Si tú y tu pareja lo tenéis, no os costará encontrar la manera de que os resulte gratificante a ambos; si no, quizás sea el momento de tratar de alcanzar dicho grado de complicidad. Os sorprenderá lo mucho que os puede llegar a unir.
7. Conserva siempre el buen humor y no te obsesiones con el orgasmo. Lo más probable es que tus sensaciones sean distintas que las de antes. Hay mujeres que experimentan por primera vez un orgasmo múltiple, pero hay otras a las que, a pesar de que se excitan más rápidamente, les cuesta más llegar al orgasmo. Explícale a tu pareja qué te ocurre a ti, relájate y disfruta tanto como puedas.
8. No olvides que además de la penetración existen otras cosas, como la masturbación mutua o el sexo oral.

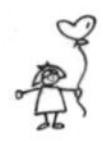

Las temidas manchas

Las manchas, sobre todo cuando su tonalidad es rojiza o parduscа, suelen alarmar a todas las embarazadas. A veces, después de hacer el amor, la mujer gestante pierde una especie de mucosidad teñida de rosa o con un veteado rojizo; otras, una secreción de color pardusco que suele aparecer varias horas después de haber realizado el acto sexual. Ambos síntomas son perfectamente normales, así que no deberemos preocuparnos. Su causa es la extrema sensibilidad del cuello uterino, por lo que se produce cuando durante la penetración el pene lo roza o toca levemente. De todos modos, puede comentárselo a su médico, sobre todo si está intranquila o si ello le impide disfrutar de sus relaciones sexuales.

Las hemorragias

Cuando el problema, en vez de una mancha o secreción, es una hemorragia, puede tratarse de algo más serio. Si de repente empezamos a perder sangre roja y brillante, o empezamos a manchar de forma persistente, es posible que el problema resida en la placenta. Así pues, nos pondremos en contacto con nuestro médico inmediatamente. Si no consiguiéramos localizarle, iremos de urgencias al hospital que nos toca o al más cercano. Cabe la posibilidad de que sea una falsa alarma, pero hay que descartar un diagnóstico más grave. No debemos olvidar que la placenta es esencial para el feto que llevamos en el vientre, y su única garantía de supervivencia.

Manchas acompañadas de otros síntomas

Si la secreción consistiera en una mucosidad teñida de rosa o pardo, o de aspecto sanguinolento, pero fuera acompañada de otros síntomas anómalos —como las contracciones, una sensación de aligeramiento y encajonamiento, una sensación creciente de la presión sobre la pelvis y el recto—, podría haberse iniciado el proceso de dilatación.El grado de alarma dependerá del número de semanas o meses de embarazo que llevemos, y del estado del niño. En cualquier caso, deberemos llamar al médico de inmediato, ya que él nos dirá qué es lo mejor que podemos hacer.

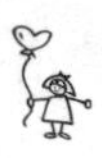

53

No sé qué tipo de vacaciones planear

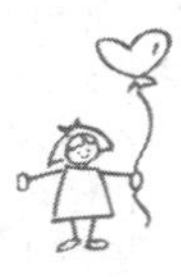

Cuando hablamos de vacaciones, debemos tener en cuenta en qué momento del embarazo nos encontramos. Durante los tres primeros meses el cuerpo de la futura madre se está adaptando a su nueva condición y el riesgo de aborto espontáneo es mayor, por lo que no es aconsejable viajar excesivamente lejos. Durante el tercer trimestre, sobre todo en el octavo y el noveno mes, puede producirse un parto prematuro, de modo que tampoco es una buena idea planear unas vacaciones a un país lejano. Así pues, los meses intermedios son los más seguros para viajar. La gestante ya se ha adaptado tanto física como emocionalmente al embarazo, la mayor parte de las molestias han desaparecido y, siempre que el médico no indique lo contrario, los riesgos son prácticamente inexistentes.

Los distintos medios de locomoción

EL TREN: En principio no entraña ningún peligro. Si el viaje es largo, levántese a menudo y camine un poco. Si puede, abra una ventanilla y respire un poco de aire fresco. Antes de partir, pregunte si el tren tiene vagón restaurante; si no tiene o le parece excesivamente caro, no olvide meter en la bolsa comida y bebida suficientes para todo el viaje.

EL AUTOCAR: Trate de evitar los recorridos excesivamente largos o accidentados. Tenga presente que el autocar no parará cada vez que usted necesite ir al lavabo, comer algo o estirar un poco las piernas.

EL BARCO: Uno de los principales problemas de viajar en barco es que se pueden intensificar la sensación de náuseas y los vómitos, con todo lo que ello supone.

EL COCHE: Las embarazadas pueden viajar en coche, pero es aconsejable que las distancias no sean demasiado largas y que, a ser posible, no sean ellas las que conduzcan, sobre todo durante los primeros y los últimos meses. En cualquier caso, elegirá el asiento en el que vaya más cómoda. Si se sienta delante, tirará el asiento tan hacia atrás como sea posible; ello le permitirá estirar las piernas. Llévese tentempiés y bebidas suficientes. No olvide ponerse el cinturón de seguridad; colóquelo alrededor del hueso pélvico, por debajo de la barriga.

Lugares que debemos evitar

- Países que se hallen ubicados a gran altura, ya que la obligada adaptación a una menor presión de oxígeno puede significar un esfuerzo excesivo tanto para la madre como para el feto.
- Países en vías de desarrollo, ya que tendríamos que vacunarnos y las vacunas podrían ser contraproducentes.
- Países tropicales en los que podamos contraer infecciones potencialmente peligrosas.

EL AVIÓN: Algunas compañías aéreas tienen ciertas regulaciones acerca de las mujeres embarazadas, pero otras no. Si nos permiten subir al avión, trataremos de conseguir un asiento en la parte delantera, a poder ser junto a una de las salidas de emergencia, donde el espacio entre fila y fila suele ser más amplio. Si no fuera posible, preferiremos el pasillo a la ventana. No volaremos nunca en una cabina que no esté presurizada, ya que podríamos privar al bebé del oxígeno que necesita. Llevaremos en el bolso algunos tentempiés sanos —fruta, hortalizas, queso, galletas integrales— por si la dieta del avión fuera insuficiente o poco aconsejable. Trataremos de averiguar si la compañía en la que viajamos dispone de menús especiales. Beberemos mucho líquido para compensar la deshidratación del cuerpo que se produce durante el vuelo. Llevaremos el cinturón de seguridad abrochado incluso cuando el indicador que nos obliga a llevarlo se haya apagado. Trataremos de descansar antes y después del viaje, y de adaptarnos gradualmente a los posibles cambios horarios.

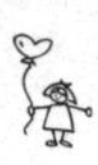

Algunas precauciones a tener en cuenta

1. Evite los viajes itinerantes, ya que pueden resultar agotadores, y las localidades excesivamente aisladas, ya que no permiten un rápido acceso a un hospital o médico de urgencias.
2. Vigile las exposiciones al sol. Utilice un producto de alta protección y evite las horas de más calor.
3. Planee unas vacaciones relajantes que le permitan descansar y disfrutar del tiempo libre con su pareja. Recuerde que pronto le resultará más difícil disponer de varios días para estar con él completamente a solas y sin pensar en nadie más.
4. Trate de controlar la alimentación. No hace falta que se amargue, pero utilice el sentido común.
5. Beba únicamente agua embotellada.
6. Pregunte si es seguro ingerir fruta y verdura fresca.
7. Llévese un botiquín de emergencia con todos los medicamentos y suplementos que pueda necesitar.
8. Llévese el teléfono de contacto de su mutua y el de su tocólogo o comadrona.
9. Averigüe cuál es el hospital o médico de urgencias más cercano.
10. Llévese medias elásticas y un calzado cómodo.

54

¿Puedo bañarme sin ningún temor?

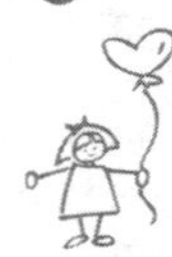

Existe la creencia de que las embarazadas no deben bañarse después de la semana 34.a, porque al hacerlo podrían perjudicar a su bebé. Sin embargo, no es cierto. Hace años se creía que al sumergirse en el agua, los gérmenes o sustancias extrañas podían penetrar en la vagina, subir por el cuello uterino y llegar hasta el feto, infectándolo gravemente. Desde entonces, no obstante, la medicina ha avanzado mucho y ahora se sabe que el niño está suficientemente protegido. En primer lugar, para que el agua penetre en la vagina es preciso meterla a presión. Por otra parte, el cuello uterino dispone de un tapón mucoso que lo cierra herméticamente y que se encarga de proteger tanto las membranas, como el líquido amniótico como al propio feto. Por lo tanto, a no ser que haya alguna contraindicación específica la mujer gestante podrá bañarse sin miedo tanto en el mar como en las piscinas públicas.

Cuándo debemos dejar de bañarnos

Existen dos casos, no obstante, en los que deberemos dejar de bañarnos por razones obvias: cuando el tapón mucoso que cierra el cuello uterino haya sido expulsado o cuando hayamos roto aguas. En ambos casos el feto ha perdido uno de sus sistemas de protección natural, por lo que podría contraer una infección.

- Si rompe aguas: De todos modos debe avisar a su médico y desplazarse al hospital, así que es poco probable que decida visitar una piscina. Recuerde que una vez rota la bolsa de las aguas dispone de un margen de 24 horas de seguridad, durante las que es altamente improbable que se produzca una infección.
- Si pierde el tapón: El problema en este caso es que la embarazada no siempre detecta la pérdida del tapón. Este puede desaparecer por el retrete mezclado con la orina o con las heces, o desprenderse en cantidades muy pequeñas que pasan totalmente desapercibidas. Así pues, por precaución, algunos médicos prohíben que la gestante se bañe las tres o cuatro últimas semanas, ya que a partir de ese momento el tapón puede desprenderse en cualquier momento.

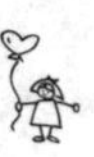

¿Ducha o baño?

La embarazada puede ducharse y bañarse sin ningún problema. Escogerá la modalidad higiénica que más le apetezca o convenga en cada momento. Si decide bañarse vigilará que el agua no sea excesivamente caliente. Las últimas semanas preferirá la ducha por si ya hubiera perdido el tapón mucoso.

55

Me cuesta mucho relajarme

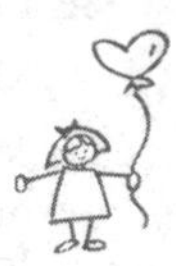

Durante el embarazo es muy importante saber relajarse y descansar adecuadamente, pero ello no siempre resulta fácil. Las muchas exigencias de la vida moderna —el trabajo, la vida social, la casa— hacen que la mujer muchas veces sufra de estrés. En este sentido, los ejercicios de relajación y respiración pueden resultarnos muy útiles.

Utilidad de las técnicas de relajación

- Nos ayudan a no derrochar la energía inútilmente y a conservarla para cuando la necesitemos de verdad.
- Nos hacen ser más conscientes de nuestro propio cuerpo.
- Nos ayudan a concentrarnos plenamente en la tarea que estemos realizando.
- Nos permiten afrontar los retos de la vida cotidiana, y las exigencias propias del embarazo, con mayor optimismo.

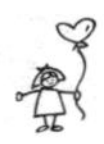

Algunas técnicas de relajación

1. Siéntese y cierre los ojos. Intente relajar todos los músculos del cuerpo, empezando por los pies y subiendo luego por las piernas, el torso, el cuello y la cara. Mientras lo hace, respire únicamente por la nariz. Cuando exhale el aire, repita para sus adentros alguna palabra monosilábica, como por ejemplo «paz» o «zen». Realice el ejercicio durante unos 10-20 minutos.
2. Visualice alguna imagen que le parezca relajante: una playa desierta, una montaña nevada, un río que desciende serpenteante por un valle, un extenso prado rebosante de flores, etc. Trate de visualizarlo poco a poco; no olvide ningún detalle. Imagínese que usted forma parte de dicha imagen y que siente todo aquello que hay en ella.
3. Imagínese que alguien le está dando un masaje. Sienta las manos deslizarse por su cuerpo: primero por los pies, luego por las piernas, la espalda y los hombros, y finalmente por el cuello y la cabeza.
4. Inhale lenta y profundamente por la nariz, empujando el abdomen hacia fuera al mismo tiempo. Cuente hasta cuatro y luego relaje los músculos de los hombros y del cuello, y exhale despacio y cómodamente contando hasta seis. Repita el ejercicio cuatro o cinco veces.

Otras formas de eliminar el estrés

- Hable con su pareja de todo aquello que le preocupa o angustia. Reprimiendo sus miedos y sus frustraciones tan solo conseguirá sentirse más estresada y deprimida.
- Establezca un orden de prioridades y sígalo.
- Practique el yoga, en casa o en algún centro.
- Haga ejercicio: pasee, nade, haga gimnasia, etc.
- Distráigase: vaya al cine, salga a cenar con los amigos, etc.
- Dese un baño relajante de agua caliente.
- Escuche música relajante con unos buenos auriculares.

56

¿Vale la pena hacer un curso de preparación al parto?

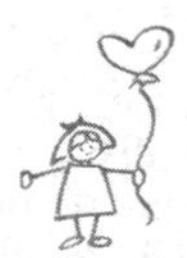

Los primeros cursos de preparación al parto surgieron en Europa a principios de siglo. Un obstetra inglés se dio cuenta de que las mujeres se sentían solas y tenían miedo a causa de su total ignorancia con respecto al parto y de la frialdad del hospital, y que ello aumentaba su sufrimiento y las posibles complicaciones. Así pues, decidió que era necesario informarles sobre lo que podían esperar y sobre el proceso del parto en sí, y enseñarles a colaborar de forma activa en el nacimiento de su hijo. Actualmente existen distintos tipos de curso, pero los objetivos básicos de todos ellos son esencialmente los mismos.

Objetivos básicos

1. Dar a la gestante información sobre el embarazo, el parto y el recién nacido con el fin de que tanto ella como su pareja puedan vivir conscientemente ese período tan especial.
2. Poner fin o minimizar los miedos y temores que durante generaciones han ido pasando de madres a hijas.
3. Enseñar unas técnicas de respiración y relajación adecuadas que contribuyen a reducir la sensación de dolor.
4. Enseñar a la madre a colaborar con su propio cuerpo para que el parto sea tan fácil y rápido como sea posible.
5. Conocer otras mujeres u otras parejas que se hallan en la misma situación y con las que podrán compartir información, temores y dudas.
6. Informar al padre para que sepa cuál es su papel tanto durante el embarazo como en el momento del parto. Ello le permitirá implicarse más en todo el proceso.
7. Dar a conocer el hospital donde la mujer dará a luz y, más concretamente, la sala de dilatación, la sala de partos, la *nursery* y las habitaciones que va a utilizar durante su estancia en él.

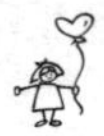

8. Poder plantear una vez a la semana preguntas o dudas que la embarazada tiene entre una visita prenatal y la siguiente.
9. Conseguir que el parto sea mejor y menos agotador gracias a la mejor comprensión del proceso y al desarrollo de las técnicas adecuadas.

Consejos a tener en cuenta a la hora de elegir el curso

- Es importante que la persona que imparte el curso y nuestro tocólogo piensen de modo parecido.
- Los grupos reducidos son preferibles a las clases masificadas.
- El curso debe ofrecer perspectivas realistas y tocar tanto los temas agradables como los más desagradables, como la cesárea o los problemas de dilatación.
- Debemos asegurarnos de que la persona que imparte el curso es competente y sabe de lo que habla.

VI. Pruebas y cuidados específicos durante el embarazo

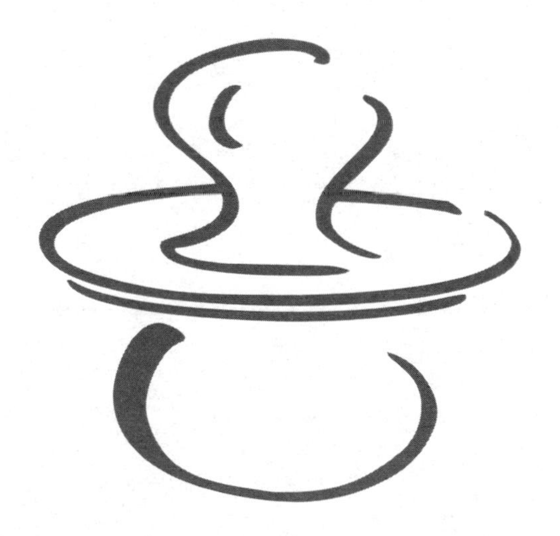

57
¿Es contraproducente abusar de las ecografías?

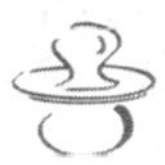

La verdad es que gracias a la aplicación de la ultrasonografía, la obstetricia es hoy una ciencia mucho más exacta y el embarazo, una experiencia mucho menos preocupante y traumática para los futuros padres. La ecografía es una técnica de diagnóstico que permite ver en una pantalla especial la posición, la forma y las dimensiones tanto del feto como de la placenta por medio de los ultrasonidos. Los ultrasonidos son vibraciones sonoras tan agudas que el oído humano no logra captarlas; dichas vibraciones penetran a través del abdomen y del útero, llegan al feto y se refractan provocando un eco que varía según la naturaleza de los tejidos que encuentran. Un complejo aparato se encarga de captar y traducir a imágenes por secciones los ultrasonidos. Las imágenes obtenidas permiten distinguir tanto el contorno como la estructura de los órganos fetales. La principal ventaja de la ecografía reside en que es totalmente inocua, de modo que constituye un instrumento de control ideal para vigilar el desarrollo del embarazo y para detectar cualquier anomalía.

Para qué se usan las ecografías

A. Durante el primer trimestre:

1. Para establecer con certeza la existencia de embarazo, o para descartarlo.
2. Para determinar cuándo empezó y, por tanto, cuál es la posible fecha de salida de cuentas.
3. Para diagnosticar un embarazo extrauterino.
4. Para detectar un embarazo gemelar.
5. Para diagnosticar los casos de aborto por mola vesicular.
6. Para determinar las causas de una hemorragia o pérdidas significativas, que podrían deberse a un embarazo tubárico o a un huevo

malogrado (un embrión que ha dejado de desarrollarse y ya no es viable).

7. Para localizar el DIU si la mujer lo llevaba colocado cuando se quedó embarazada.

B. Durante el segundo trimestre:

1. Para establecer el punto de inserción de la placenta.
2. Para evaluar el desarrollo del feto (dimensiones, posibles malformaciones de tipo anatómico, etc.).
3. Para determinar el estado del bebé si no se ha oído su latido cardíaco a las 14 semanas de embarazo mediante el aparato de Doppler o si no se han detectado movimientos fetales a las 22 semanas.
4. Para diagnosticar si un crecimiento uterino anormalmente rápido es debido a un exceso de líquido amniótico.

C. Durante el tercer trimestre:

1. Para medir las dimensiones de la cabeza del niño y para ver cómo está colocado con vistas al parto.
2. Para determinar el estado de la placenta, cuyo deterioro podría provocar un retraso en el desarrollo del bebé o hacer sufrir al feto.
3. Para visualizar la placenta y poder determinar si las pérdidas sanguíneas que se producen al final del embarazo se deben a que la placenta está baja en el útero —placenta previa—, o si lo que ocurre es que esta se está separando de forma prematura —*abruptio placentae*—.
4. Para visualizar los posibles coágulos de sangre que se encuentren detrás de la placenta.
5. Para determinar el tamaño del feto cuando se contempla la posibilidad de un parto prematuro o cuando se cree que el bebé se retrasa.

D. Otros casos:

1. Cuando va a realizarse una amniocentesis, para poder introducir la aguja en la bolsa amniótica por el lugar más seguro.
2. Para localizar el feto y no dañarlo durante una biopsia de las vellosidades coriónicas.

¿Es una prueba peligrosa?

La ecografía es un examen muy sencillo y rápido que resulta completamente indoloro e inocuo. No se ha prescrito ninguna contraindicación y en cambio se han obtenido numerosos beneficios gracias a ella. Tan solo se realizará cuando sea necesaria, como es lógico, pero parece claro que sus ventajas, aun cuando se tratase de un simple examen rutinario, compensarían totalmente los posibles, pero no demostrados, riesgos potenciales.

¿En qué consiste la prueba?

La prueba puede realizarse tanto en un hospital como en el consultorio de nuestro tocólogo o en algún centro especializado en este tipo de análisis. La paciente debe tenderse en una camilla con el vientre descubierto. Una enfermera o el propio médico nos cubrirán el vientre con un líquido oleoso o con un gel frío que sirve para asegurar la buena transmisión de los ultrasonidos; a continuación, el facultativo apoyará un instrumento sobre distintos puntos de nuestro vientre y nos irá explicando las imágenes que aparecen en la pantalla. Las ecografías suelen durar entre 10 y 30 minutos y suelen ser muy gratificantes porque nos permiten tener un primer contacto visual con nuestro futuro hijo.

58

Amniocentesis sí, amniocentesis no

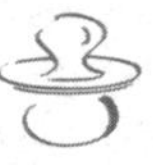

Hasta hace algunos años, era completamente imposible diagnosticar cualquier tipo de malformación fetal debida a una alteración cromosómica antes del nacimiento del bebé. Hoy en día, no obstante, es posible gracias a la amniocentesis, un análisis que consiste en la extracción de una

pequeña muestra de líquido amniótico, que contiene algunas células de origen fetal. Las células fetales, los compuestos químicos y los microorganismos del fluido amniótico que rodea al pequeño pueden proporcionarnos una gran cantidad de información acerca del nuevo ser: su composición genética, su estado actual y su nivel de madurez.

Qué anomalías permite detectar

- Defectos relacionados con anomalías cromosómicas, como el síndrome de Down o mongolismo.
- Defectos genéticos.
- Ciertas malformaciones graves del sistema nervioso central.

Cuándo se recomienda la amniocentesis

1. Cuando la madre tiene más de 35 años.
2. Cuando la futura madre o la pareja ya han tenido un hijo con anomalías cromosómicas, con un trastorno metabólico o con enfermedades genéticas ligadas al sexo.
3. Cuando la pareja tiene un hijo o un pariente con un defecto del tubo neural.
4. Cuando ambos padres son portadores de trastornos hereditarios autosómicos recesivos, como por ejemplo la enfermedad de Tay-Sachs o la anemia falciforme.
5. Cuando uno de los progenitores tiene una enfermedad como la corea de Huntington, que se transmite por herencia autosómica.
6. Cuando los resultados de otros tests que se realizan antes —como el AFPSM, la ecografía, el estriol y el GCh— son anormales.
7. Durante el tercer trimestre, para comprobar el grado de madurez pulmonar del feto y sus posibilidades de supervivencia en caso de tener que provocar el parto antes de la fecha indicada.
8. Para controlar el grado de anemia fetal y la eventual necesidad de una transfusión.

Posibles efectos secundarios

- Sensación de calambres durante algunas horas una vez realizada la prueba.
- Una ligera hemorragia vaginal.
- Una pérdida de líquido amniótico.
- Una infección del líquido amniótico u otras complicaciones que acaban provocando un aborto.

Debido al posible riesgo de aborto, que no es frecuente pero es posible, la amniocentesis debería realizarse tan solo cuando sus beneficios sean mayores que sus riesgos.

59

Tengo que hacerme una curva de glucemia

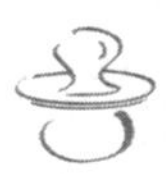

La curva de glucemia es un gráfico que se realiza a partir de una serie de análisis e indica las variaciones de la glucosa en la sangre. Para realizar esta prueba deberemos acudir al laboratorio en ayunas. Nos realizarán una primera extracción de sangre para evaluar la glucemia basal y acto seguido nos harán beber un preparado a base de glucosa. Al cabo de una hora, de dos horas y de tres horas volverán a extraemos sangre; el análisis de los valores obtenidos permitirá comparar las distintas concentraciones de glucosa en nuestra sangre y, por tanto, diagnosticar una posible diabetes gestacional o intolerancia a los carbohidratos.

Pacientes que son más propensas a esta alteración

- Mujeres de cierta edad.
- Mujeres con un historial familiar de diabetes mellitus.
- Mujeres con un problema de obesidad.
- Mujeres que ya han tenido antes un bebé muy grande.
- Mujeres que al nacer fueron bebés muy grandes.
- Mujeres con un historial de azúcar en la sangre durante el embarazo.
- Mujeres que muestran intolerancia a la glucosa sin estar embarazadas.
- Mujeres con un historial obstétrico pobre.

Qué es la diabetes gestacional

Durante el embarazo se produce un aumento de azúcar en la sangre. Puesto que la insulina es la encargada de regular los niveles de glucosa en la sangre y la que asegura que las células corporales puedan absorber suficiente glucosa, la gestante desarrolla unos mecanismos antiinsulina para que su cuerpo contenga la cantidad necesaria de azúcar que alimente al feto. Algunas mujeres, no obstante, no consiguen producir cantidades suficientes de insulina para hacer frente a este aumento de azúcar, o producen la insulina necesaria pero no pueden utilizarla de un modo eficaz. Dicha alteración se llama diabetes gestacional y es una de las complicaciones más frecuentes del embarazo.

Medidas preventivas

- Pasar controles médicos con regularidad.
- Controlar de forma estricta los niveles de azúcar en la sangre.
- Vigilar la dieta y tratar de mantenerse en el peso ideal.
- Hacer ejercicio.
- Conocer los síntomas de la enfermedad para poder detectar cualquier alteración o anomalía que se presente.

Síntomas de la diabetes gestacional

1. Hambre y sed excesivas.
2. Micción más frecuente y cuantiosa, incluso durante el segundo trimestre.
3. Sensación de fatiga intensa.
4. Aumento de la presión sanguínea.
5. Infecciones moniliásicas recurrentes en la vagina.
6. Presencia de azúcar en la orina.

¿Cómo puedo evitar que me salgan estrías?

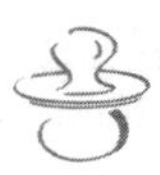

Las estrías son unas marcas alargadas que pueden aparecer en la piel durante el embarazo a causa del brusco aumento de peso. El abdomen y los pechos son las partes del cuerpo que suelen verse más afectadas por este fenómeno, pero también pueden salir en las caderas, los glúteos y las piernas. Se deben a una rotura irreversible de la fibra elástica de la piel causada por el estiramiento excesivo de la misma. Al principio son de color rosado o violáceo, pero con el tiempo suelen irse aclarando hasta adoptar una tonalidad blancuzca o plateada. Lo terrible es que, una vez han aparecido, no se puede hacer nada para eliminarlas. Además, hay que tener claro que las estrías son una cuestión genética, es decir, que se heredan.

Cómo puedo saber si me saldrán

Como ya hemos mencionado, son una característica genética. Sin embargo, ello no significa que nos vaya a ocurrir necesariamente lo mismo que a nuestra madre. Así pues, aquellas mujeres que posean una piel en buen estado, es decir, elástica, ya sea porque la han heredado o porque la han conseguido gracias a una nutrición excelente y a un ejercicio

adecuado, es muy posible que puedan atravesar varios embarazos sin que les salga una sola estría. Otras muchas, sin embargo, tendrán que resignarse a tenerlas, o bien porque las han heredado de su progenitora o bien porque a causa de una mala alimentación y de una vida excesivamente sedentaria han conseguido que su piel se deteriore.

Algunas cosas que podemos probar

1. Friccionarse la piel con un guante de crin, tanto en seco como durante el baño o ducha.
2. Darse masajes con un aceite de germen de trigo, de aguacate o de almendras dulces. Aplíquelo preferentemente después de la ducha, cuando su piel todavía esté húmeda. Si puede permitírselo, vaya a un centro de belleza y haga que el masaje se lo dé un experto. Con ello conseguirá que su piel esté mejor irrigada.
3. Evitar las largas exposiciones al sol.
4. Seguir una buena alimentación rica en vitamina A y C. La vitamina A se encuentra en las verduras y la leche; la vitamina C, en los cítricos, los tomates y las fresas.
5. Aumentar de peso de forma gradual, constante y moderada. No exceder nunca los 10-12 kilos durante los nueve meses de gestación. Elimine todo aquello que pueda aportar grasa extra a su cuerpo.
6. Cuando se duche, practique el llamado sistema escocés. Dúchese primero con agua tibia y luego con agua fría. Favorece la circulación y tonifica la piel.

61

No quiero que se me estropeen los pechos

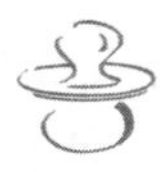

Los senos son unas glándulas sostenidas por tejidos y músculos. Durante el embarazo, a causa de su crecimiento y de su nueva función, se ven sometidos a una prueba muy dura de la que no siempre salen victoriosos. En realidad, no podemos saber si recuperaremos o no el busto que teníamos antes de quedarnos embarazadas. Hay mujeres que después de la maternidad conservan un pecho más abultado. Otras ven cómo su busto se vuelve más pequeño y pierde el tono. Y otras no observan ningún cambio significativo entre antes y después de su embarazo. Los cambios que nuestras glándulas mamarias experimenten dependerán básicamente de la calidad de nuestra piel y nuestros tejidos, es decir, de nuestro patrimonio genético. Sin embargo, hay algunas cosas que podemos hacer para intentar que sufran y cambien lo menos posible.

Qué hacer para tratar de conservar un busto bonito

1. Dese un masaje diario con una buena crema o con aceite de germen de trigo o de almendras dulces. Hágalo en el sentido de las agujas del reloj.
2. Lleve siempre un sostén adecuado. Por regla general a partir del tercer o cuarto mes el pecho se estabiliza y deja de crecer; es el momento de comprar nuevos sostenes. Si el pecho le crece mucho, utilícelos también por la noche.
3. Evite las variaciones de peso excesivas.
4. Trate de seguir una dieta rica en proteínas y en calcio, y pobre en grasas.
5. Evite los baños excesivamente calientes (no deben ser superiores a los 37-38 grados).
6. Practique el sistema de la ducha escocesa: mójese el busto con agua tibia y luego con agua fría. Mejorará la circulación de la sangre en esta zona.
7. Si le gusta y puede, practique la natación.
8. Trate de adoptar una buena posición manteniendo la espalda erguida. Si encorva la espalda, el pecho le caerá hacía delante.
9. Practique algunos ejercicios específicos para endurecer los pectorales. Si sus pectorales son sólidos y están firmes sujetarán mucho mejor su busto. Practíquelos durante todo el embarazo; bastará con que les dedique unos diez minutos.

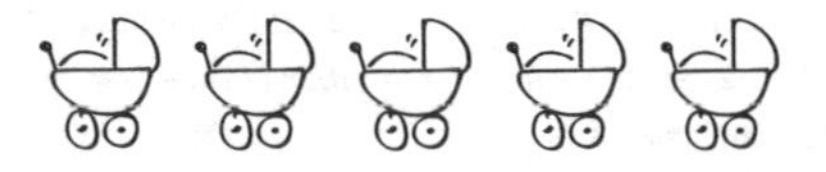

Ejercicios para fortalecer los pectorales y los dorsales

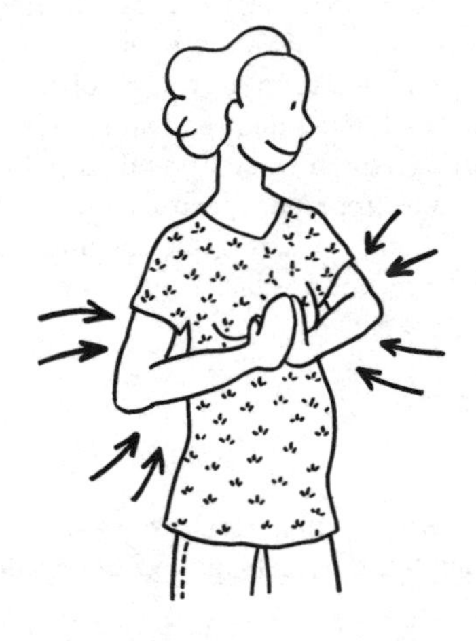

EJERCICIO 1

Junte las manos a la altura del pecho, sin cruzar los dedos, con los codos bien separados y con la espalda muy recta. Expulse el aire apretando con fuerza las palmas de las manos. Repítalo unas diez veces.

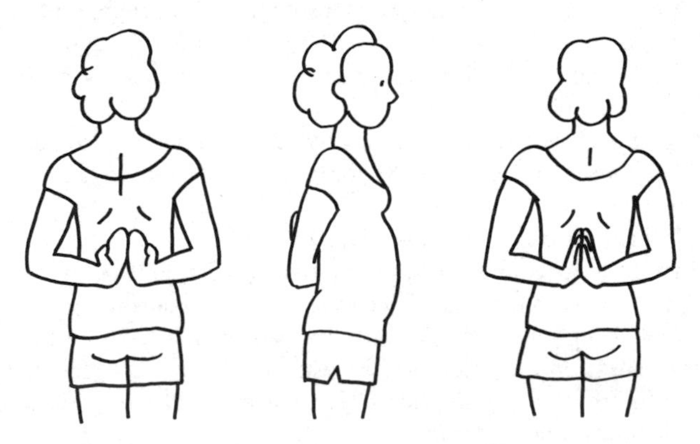

EJERCICIO 2

Apretando siempre las nalgas y con el vientre hacia dentro, coloque las manos palma con palma en la espalda, a la altura de los omoplatos. Tome aire impulsando los codos hacia atrás con fuerza. Expulse el aire volviendo a la postura inicial. Repítalo unas diez veces.

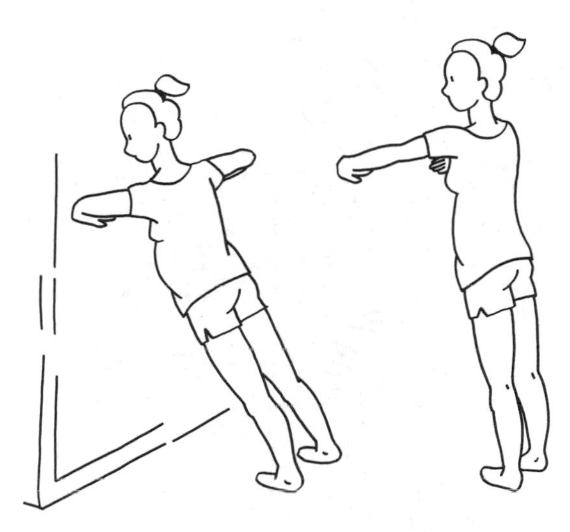

EJERCICIO 3
Colóquese de pie ante una pared, con los pies en paralelo ligeramente separados y a una distancia un poco menor que la de los brazos extendidos. Apoye las manos con los dedos mirando hacia dentro y situadas a la altura del pecho. Tome aire doblando los brazos y avanzando el busto hasta tocar la pared con la nariz Expulse el aire estirando los brazos y retornando a la posición original. Repítalo unas quince veces.

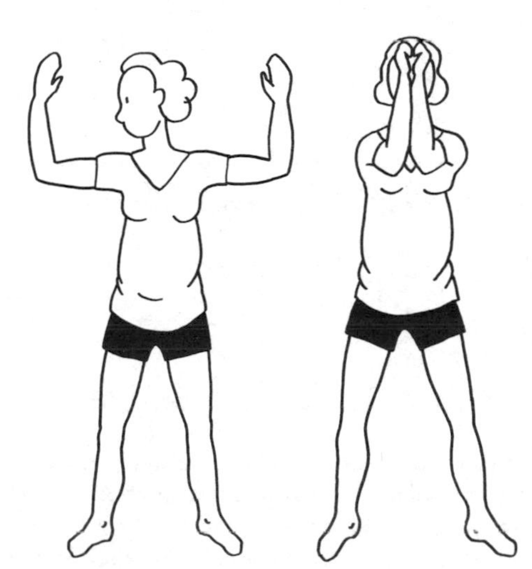

EJERCICIO 4
Colóquese de pie, con la espalda muy recta y los pies ligeramente separados. Doble los brazos en ángulo recto y paralelos a los hombros. Expulse el aire juntando los antebrazos ante el pecho y tome aire retornando a la posición original. Mantenga siempre los codos a la altura de los hombros y sin arquearse. Repítalo unas quince veces.

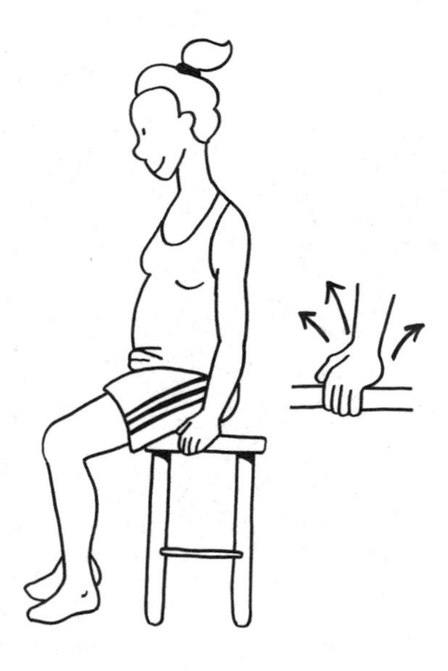

EJERCICIO 5
Siéntese en una silla y sujete con ambas manos el asiento a cada lado del cuerpo. Haga fuerza como si quisiera levantar la silla consigo sentada. El abdomen debe permanecer siempre hacia dentro. Repítalo diez veces.

62
El médico no ha conseguido oír el latido del bebé

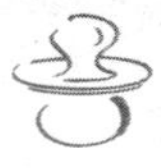

Todos los futuros padres y madres están ansiosos por oír el latido cardíaco de su futuro hijo. Es algo perfectamente normal ya que de hecho este es el primer signo que nos confirma que el embarazo es una realidad y que va por buen camino. Sin embargo, no hay que obsesionarse con ello, ni volver loco

al médico con nuestro histerismo. El latido cardíaco del bebé puede empezar a percibirse a partir de las 10 o 12 semanas de embarazo con un instrumento manual de ultrasonidos que se encarga de amplificar el sonido. Un estetoscopio normal y corriente, no obstante, no consigue detectar el latido cardíaco hasta las 17 o 18 semanas de gestación, ya que es mucho menos sensible. El método de la ecografía es sin duda alguna el más rápido ya que permite visualizar el latido a las 8 o 9 semanas de embarazo: no se oye pero se ve claramente el movimiento rítmico de un punto diminuto que será el futuro corazón del bebé. De todos modos si estamos realmente preocupadas o nos obsesiona hasta el punto de no dejarnos descansar por la noche, en la siguiente visita podemos hablar con nuestro tocólogo y comentarle nuestros temores. Es posible que nos realice una ecografía para tranquilizarnos, o que al menos nos dé alguna explicación que consiga tranquilizarnos.

Frecuencia del ritmo cardíaco

Algunos padres se asustan mucho cuando oyen por primera vez el ritmo cardíaco de su futuro hijo. Ello se debe a que este es muy rápido y parece estar anormalmente acelerado. El ritmo cardíaco normal de un feto es de entre 120 y 160 pulsaciones por minuto. Cuando nazca continuará siendo así durante algún tiempo. Sin embargo, constituye algo perfectamente normal.

Motivos que pueden impedir oír el latido cardíaco del bebé

- La posición en la que se encuentra el feto.
- Una capa excesiva de grasa en la madre que actúa a modo de aislante.
- Un ligero error en el cálculo de la fecha de salida de cuentas, algo especialmente común entre las mujeres que tienen un ciclo irregular pero que también puede afectar a las de ciclo regular, ya que cualquier mujer puede sufrir un retraso en el momento de la ovulación ya sea por causas físicas o psíquicas.
- La utilización de una crema antiestrías o hidratante en el vientre, que forma una película aislante que dificulta captar el sonido y produce interferencias.

VII. Posibles complicaciones durante el embarazo

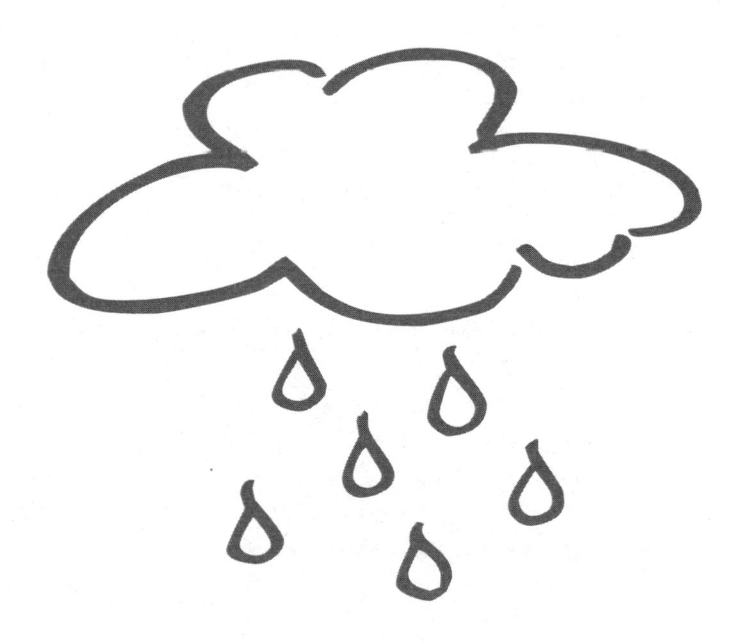

63

Tengo miedo de perder al bebé

Entre los temores más comunes de las embarazadas se encuentra el de perder al niño después de la concepción. Se habla de aborto cuando la interrupción del embarazo se produce antes de las 22 semanas de gestación, es decir, cuando el feto todavía no está lo suficiente maduro como para sobrevivir. La gran mayoría de los abortos espontáneos se producen antes de la octava semana y el resto, entre la octava y la decimosexta. En su mayor parte se deben a alteraciones del producto de la concepción; algunos, a algún problema materno, y otros, a motivos desconocidos.

Los abortos espontáneos durante el primer trimestre

Signos que deben alarmarnos

1. Una hemorragia con calambres o dolor en la parte central del vientre, sobre todo la mujer que ya ha tenido otros abortos espontáneos.
2. Un dolor intenso en la parte central del vientre que no va acompañado de manchas o hemorragia pero se prolonga durante más de un día.
3. Una hemorragia intensa sin dolor —manchamos una compresa con la misma rapidez que si tuviésemos la regla o empapamos varias compresas en una hora— o manchas persistentes durante más de tres días.
4. Una hemorragia intensa con coágulos o restos de una materia grisácea.

Factores que pueden incrementar el riesgo de aborto

- Una infección grave, por ejemplo una neumonía.
- Fiebre alta, especialmente si se mantiene elevada durante un tiempo prolongado.
- La rubéola.
- Los rayos X.
- Fármacos que son peligrosos para el feto.
- La existencia de un DIU cuando se produce un embarazo.
- Carencias alimentarias o alguna intoxicación grave.
- Traumas físicos indirectos —golpes, envenenamientos, condiciones nocivas en el trabajo— o directos —caídas, golpes fuertes, etc.—.
- Fumar.
- Una insuficiencia hormonal que impide el crecimiento del útero.
- Un útero caído que no se endereza por sí solo durante el tercer mes.
- Ciertos problemas médicos de la madre, como la diabetes y la hipertensión graves.
- Una malformación del útero o un fibroma.
- El sistema inmunitario de la madre rechaza las células paternas del embarazo en desarrollo.
- Un estrés emotivo grave.

Qué debemos hacer

En caso de amenaza de aborto, es decir, cuando se produce una hemorragia moderada o el dolor es soportable:

- Acostarnos.
- Telefonear a nuestro ginecólogo y contarle lo que nos ocurre.
- Colocarnos una compresa, cambiarla cada seis horas y guardarla. Es posible que el médico quiera verlas para analizar el tipo de pérdidas.

En caso de que el aborto se haya iniciado, es decir, las hemorragias son intensas o el dolor resulta insoportable:

- Conservar el material expulsado para que el médico pueda verlo.
- Dirigirnos rápidamente al centro hospitalario más cercano para que nos practiquen un raspado de la cavidad uterina que detendrá la hemorragia y permitirá limpiar todo el material residual.

Los abortos espontáneos durante el segundo trimestre

Causas principales

- La placenta se separa prematuramente del útero.
- La placenta está implantada de un modo anormal.
- La placenta no produce las hormonas adecuadas y el embarazo no puede seguir adelante.
- La madre ha ingerido determinados fármacos.
- La madre ha sufrido una intervención quirúrgica y sus órganos de la pelvis han quedado afectados.
- La madre contrae una infección grave.
- La madre sufre una enfermedad crónica —como la diabetes o la hipertensión— y esta no ha sido controlada de forma adecuada.
- La madre padece un problema de malnutrición grave.
- Se produce un mal funcionamiento endocrino.
- Presencia de miomas, es decir, de tumores en el útero.
- El útero tiene una forma anormal.
- Cuello uterino incompetente, que se abre prematuramente.
- Un traumatismo realmente grave.

Síntomas que deben alarmarnos

1. Pérdidas vaginales rosadas durante varios días.
2. Pérdidas vaginales reducidas de color pardo durante varias semanas.
3. Pérdidas sanguíneas abundantes acompañadas o no de calambres.

64

¿Será mi hijo sietemesino?

El número de bebés que nacen tarde es mucho más elevado que el de los prematuros. Reciben el nombre de partos prematuros aquellos que se producen entre la semana 22.ª y la 36.ª-37.ª. Puede producirse espontáneamente o ser provocado, cuando el embarazo comporta graves riesgos para la madre y el bebé. A veces el tratamiento médico puede detener o retrasar el parto prematuro, algo muy ventajoso cuando el niño es todavía muy pequeño o inmaduro ya que cada día que permanezca en el útero materno mejorarán sus posibilidades de sobrevivir.

Factores de riesgo

- Haber tenido otros partos prematuros, abortos o embarazos que terminaron con la muerte del feto.
- Haber tenido un niño que al nacer pesaba menos de 2,5 kilos o más de 4 kilos.
- Tener el primer hijo con más de 35 años o menos de 17.
- Tener cuatro hijos anteriores.
- Tener un embarazo múltiple.
- Tener o haber tenido hemorragias genitales durante el embarazo.
- Realizar alguna actividad física pesada o que nos obliga a estar de pie muchas horas.
- Tener un embarazo no deseado o sufrir de estrés.
- Fumar.
- Beber alcohol.
- Abusar de determinados fármacos o drogas.
- No aumentar suficientemente de peso a causa de una mala alimentación.
- Sufrir un desequilibrio hormonal.
- Contraer una infección grave, como las enfermedades venéreas, las infecciones vaginales, del tracto urinario y del líquido amniótico, y la rubéola.

- Tener un cuello uterino incompetente.
- Padecer irritabilidad uterina.
- Tener una enfermedad crónica como la hipertensión, la diabetes o una enfermedad cardíaca.
- Anomalías estructurales del útero.
- Anormalidad fetal o retrasos en su crecimiento.
- Un traumatismo violento en el abdomen.
- Nivel educativo o socioeconómico bajo.

Signos que indican un inicio de parto prematuro

1. Calambres parecidos a los de la menstruación, con o sin diarrea, náuseas o indigestión.
2. Dolor o presión en la parte baja de la espalda, o un cambio en el tipo de dolor de espalda que sentimos.
3. Dolor o sensación de presión en la base de la pelvis, los muslos o las ingles.
4. Un cambio en la clase de pérdidas vaginales: puede que resulten acuosas o que sean de color rojizo o pardusco a causa de la sangre.
5. Expulsión de un tapón mucoso gelatinoso.
6. Rotura de las membranas, es decir, de la bolsa de aguas.

65

Soy diabética, ¿afectará ello a mi bebé?

La diabetes es una dolencia que implica un desequilibrio en la transformación y absorción del azúcar. Puede manifestarse de distintas formas y en un grado de gravedad mayor o menor. La diabetes no se cura, pero si se controla con una terapia adecuada la persona afectada puede llevar una vida nor-

mal. Hasta la década de los años setenta, los médicos aconsejaban a las mujeres diabéticas que no se quedaran embarazadas, ya que el riesgo que corrían tanto ellas como sus bebés era muy alto. Actualmente, no obstante, con un buen control médico, las garantías de éxito son elevadísimas. Para conseguirlo la futura madre tendrá que esforzarse y sacrificarse mucho, pero la recompensa —un bebé totalmente sano— le ayudará sin duda a soportarlo.

Síntomas de la diabetes

- Mucha sed.
- Necesidad de orinar.
- Sensación de cansancio.

Qué ha variado con respecto al pasado

La clave para que el embarazo de una diabética llegue a término con éxito reside en mantener la euglicemia, es decir, los niveles de glucosa en la sangre, normales. La existencia de un método de control casero que puede realizar la propia madre, la posibilidad de administrar dosis fraccionadas de insulina y la existencia de las bombas de insulina, recursos completamente desconocidos hasta hace algunos años, hacen que el control de la euglicemia sea un proceso sencillo y asequible a todo el mundo.

Algunas consideraciones que debemos tener presentes

1. Seguiremos a rajatabla las indicaciones de nuestro tocólogo y/o especialista en nutrición.
2. Trataremos de conseguir que nuestro aumento de peso esté dentro de lo aconsejado, es decir, entre 10 y 13 kilos más o menos.
3. Llevaremos a cabo un programa de ejercicio moderado que nos ayude a regular el azúcar en la sangre y a estar en forma cuando llegue el momento del parto, pero siempre bajo control médico.
4. Trataremos de ahorrar energías y descansar lo necesario, sobre todo durante el tercer trimestre.

5. Cada vez que nuestro médico nos lo indique realizaremos un control detallado, si fuera necesario ingresando durante unos días en el hospital. Los niveles de las hormonas del embarazo, cuya acción es contraria a la de la insulina, aumentan a medida que este progresa por lo que es muy probable que la dosis de insulina deba ser reajustada periódicamente. Además, se observará el tamaño de la madre y del bebé, y cualquier anomalía que haya podido surgir.
6. Realizaremos un control rutinario de los movimientos fetales desde el momento en que empecemos a notarlos. Avisaremos de inmediato al médico si no los percibimos.
7. Trataremos de reducir los demás factores de riesgo, ya que estos durante el embarazo son acumulativos.
8. Seguiremos al pie de la letra la dieta que nos recomiende el médico o el especialista en nutrición que se haga cargo de nuestro caso.

La dieta ideal de las diabéticas

Dado que el grado de diabetes puede variar de una mujer a otra, la dieta será diseñada especialmente para cada caso. Es por eso por lo que deberemos acudir al dietista o a un especialista en casos de diabetes. No obstante, existen algunas directrices generales comunes a todas ellas.

- La dieta deberá ser rica en carbohidratos complejos.
- Será moderada en proteínas.
- Será baja en colesterol y grasas.
- No contendrá dulces azucarados.
- Será muy rica en fibra.
- Si la mujer sobrepasa su peso ideal, se restringirá la cantidad de calorías.
- La gestante deberá ingerir carbohidratos por la mañana.
- Se incluirán tentempiés ricos en carbohidratos complejos —pan integral, por ejemplo— y en proteínas —la carne y el queso—.
- La embarazada no se saltará nunca una comida, ya que el nivel de azúcar en la sangre podría descender peligrosamente.
- Si las náuseas matutinas nos impiden ingerir alimentos, hablaremos con nuestro médico para que reajuste la dosis de insulina.
- Si nos cuesta ingerir tres comidas copiosas, las sustituiremos por seis ingestas más ligeras.

Cuándo es aconsejable adelantar el momento del parto

Entre las mujeres diabéticas a menudo se provoca el parto antes de la fecha de salida de cuentas, generalmente entre la semana 38.ª y la 39 Siempre que la madre y el bebé no corran ningún peligro, el parto no se inducirá hasta que los pulmones fetales estén suficientemente desarrollados como para funcionar fuera del vientre materno. Entre las causas más frecuentes que llevan a adelantar el momento del parto cabe destacar las siguientes:

1. Crecimiento exagerado del feto: si la euglicemia no se consigue mantener constante durante todo el embarazo, los bebés tienden a crecer más de lo normal, hecho que dificulta el parto vaginal si se espera a la fecha de salida de cuentas.
2. Deterioro de la placenta: hecho que privaría al bebé de los nutrientes vitales y del oxígeno que precisa para sobrevivir.
3. La acidosis: un equilibrio ácido-base anormal en la sangre.

66

¿Es peligroso tener un gato en casa?

La toxoplasmosis es una enfermedad infecciosa que se contagia a través de un parásito de los animales. Una vez se contrae, la persona queda inmunizada para el resto de su vida. Resulta especialmente peligrosa cuando la padece una mujer embarazada, ya que la infección puede transmitirse al feto a través de la placenta. Así pues, antes de quedarnos en estado o durante las primeras semanas del embarazo pediremos a nuestro médico que nos realice la prueba, consistente en un simple análisis de sangre. Si el test da positivo, es decir, si tenemos anticuerpos del parásito *Toxoplasma gondii*, significa que estamos inmunizadas y no debe-

mos preocuparnos. Si por el contrario no los tenemos, deberemos tomar ciertas precauciones.

Cuándo es más peligrosa

- Durante el primer trimestre el riesgo de que el feto sea infectado es relativamente pequeño. Si contrae la enfermedad, no obstante, existen muchas probabilidades de que se produzcan daños muy serios. A veces incluso se produce un aborto.
- Durante el segundo trimestre, la probabilidad de infección es un poco mayor, pero el riesgo de dañar al feto es algo menor.
- Durante el tercer trimestre, existen muchas probabilidades de que el feto contraiga la enfermedad; los peligros potenciales, sin embargo, son mucho menores.

Precauciones aconsejadas si no se tienen anticuerpos

1. Si tiene algún gato en casa, llévelo al veterinario y pídale que le mire si tiene la infección en activo. Si la está padeciendo, déjelo en casa de algún amigo durante como mínimo unas seis semanas. Si su gato está sano, no le permita comer carne cruda, salir de casa a su aire, cazar ratones o pajarillos ni estar con otros gatos no controlados. Limpie el cajón donde hace sus necesidades a diario.
2. Si tiene jardín y le gusta cuidar las plantas, hágalo siempre con unos guantes adecuados.
3. Lave la fruta y las verduras frescas que coja del huerto, e incluso las que compre en el mercado, con agua y detergente o algún producto. 0 si no, pélela o cuézala.
4. No coma carne cruda o poco hecha. Si no está segura, inserte un termómetro en el centro de la pieza; debe marcar o superar los 60 grados centígrados.
5. No beba leche pasteurizada.

Tratamiento para paliar las posibles consecuencias

Si una gestante contrae la enfermedad y decide no abortar, seguirá un tratamiento especial a base de antibióticos durante varios meses con el fin de reducir los posibles daños al bebé. No garantiza la eliminación del problema pero es todo lo que se puede hacer.

67

He estado con un niño que tenía la rubéola

La rubéola es una enfermedad infecciosa, contagiosa y de origen vírico que está muy difundida. Los principales afectados y, por tanto, portadores de la rubéola son los niños. El problema principal reside en que, cuando una mujer embarazada contrae esta dolencia, el virus que circula por su sangre puede atravesar la barrera de la placenta, dañar al embrión y provocar malformaciones que pueden llegar a ser muy graves.

Más vale prevenir que curar

Como ocurre en la mayoría de los casos, lo mejor es la prevención. Así pues, toda mujer que esté tratando de quedarse embarazada debería asegurarse de que es inmune a la rubéola. Para ello le pedirá a su médico que le realice la prueba de la rubéola, un análisis muy sencillo que mide

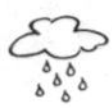

la cantidad de anticuerpos contra el virus que se hallan en su sangre. Si la mujer ha padecido la enfermedad o si ha sido vacunada, estará inmunizada y podrá seguir tranquila con sus planes de gestación. Si no estuviera inmunizada, le pedirá a su médico que la vacune. La única medida preventiva que hay que tener en cuenta es que durante los 3-6 meses siguientes la mujer no debe quedar en estado, por lo que ella y su pareja deberán utilizar un método anticonceptivo seguro.

Síntomas de la rubéola

La rubéola puede pasar totalmente inadvertida o puede confundirse con otras enfermedades que presentan síntomas similares; por ello no siempre resulta fácil saber si se ha padecido o no. Suelen manifestarse dos o tres semanas después de la exposición y duran entre dos y cinco días. Algunos de los síntomas que pueden presentarse son:

- Aparición de unas manchas de color rosa pálido en el rostro, tronco y los miembros, normalmente por este orden.
- Fiebre ligera.
- Cierta hinchazón de los ganglios del cuello.
- Un resfriado suave.
- Sensación de malestar.

Riesgo de malformaciones en el feto

En caso de contagio, la mujer deberá discutir con su médico y su pareja si es mejor seguir adelante o interrumpir el embarazo. El riesgo de malformaciones varía dependiendo del momento en que se produce el contagio.

1. Durante el primer mes las probabilidades son del 75 %.
2. Durante el segundo mes las probabilidades son del 40 %.
3. Durante el tercer mes las probabilidades son del 10 %.
4. En el cuarto mes y siguientes las probabilidades son prácticamente nulas.

68

Yo soy Rh– y mi marido es Rh+

El 85 % de las personas pertenecen al grupo Rh positivo y el resto, al grupo Rh negativo. Se pertenece a uno u otro grupo dependiendo de las características hereditarias recibidas de los padres y desde el momento mismo de la concepción. Si la embarazada es Rh positivo o si tanto ella como su marido son Rh negativos, no hay por qué preocuparse. No obstante, si la gestante es Rh negativo y su pareja es Rh positivo, el embarazo deberá someterse a una estricta vigilancia obstétrica ya que podría producirse alguna complicación a causa de la incompatibilidad de Rh: si el feto hereda el Rh del padre, algo muy probable, su sangre será incompatible con la de la madre, que es la que lo lleva en el vientre.

El organismo materno ya ha entrado en contacto con sangre Rh+

Si a causa de un embarazo anterior, de un aborto o de una transfusión errónea la madre ya ha entrado en contacto con sangre Rh+, su organismo habrá aprendido a producir anticuerpos, es decir, a defenderse y destruir los glóbulos rojos Rh+ que identifica como cuerpos extraños y peligrosos. Así pues, sin una terapia adecuada, la sangre de la madre atacaría la sangre del feto, que contraería una grave enfermedad denominada eritoblastosis fetal o ictericia hemolítica del recién nacido. Esta dolencia consiste en la destrucción progresiva de los glóbulos rojos del feto. Puede conducir al aborto, a la muerte del feto en el útero o a una fuerte anemia con una ictericia cada vez más grave que acabe provocando importantes lesiones cerebrales irreversibles.

El organismo materno no ha entrado en contacto con sangre Rh+

No existe ningún problema para el embarazo que está en curso, pero la madre inicia el proceso de inmunización Rh que, si no se aplica la terapia adecuada, incidirá en el siguiente embarazo, exponiendo al futuro feto a los riesgos anteriormente descritos.

Tratamiento actual para evitar el desarrollo de anticuerpos

Actualmente, la mayoría de los médicos optan por un tratamiento que evita el desarrollo de anticuerpos anti-Rh por parte del organismo de la madre. Alrededor de las 28 semanas de embarazo se administra una dosis de inmunoglobulina anti D a toda aquella gestante que es Rh negativo y no tiene anticuerpos, dato que se obtiene con el test de Coombs. A las 72 horas del nacimiento del bebé se le administra una nueva dosis. Otras veces tan solo se administra la inmunoglobulina después del parto y una vez comprobado que el bebé también es Rh negativo. También se suministra una dosis de vacuna tras un aborto, una amniocentesis o si se sangra durante el embarazo.

Si la mujer ya hubiera desarrollado anticuerpos anti-Rh, se establecerá el grupo sanguíneo del feto con una amniocentesis. Si es Rh+ y se produce una incompatibilidad grave, se realizará una transfusión de sangre después del parto o, si fuera necesario, mientras el feto se encuentra en el útero.

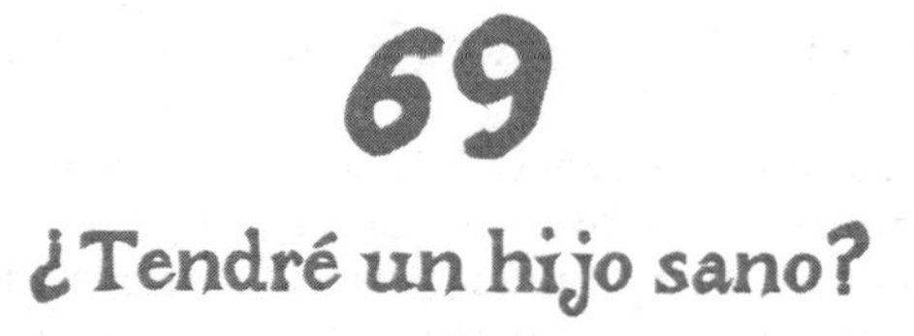

69

¿Tendré un hijo sano?

Esta es una pregunta que probablemente se hacen todos los futuros padres y madres del planeta en algún momento del embarazo. El temor a tener un hijo con algún defecto congénito, sin embargo, suele ser el resultado de la falta de información y del desconocimiento, ya que en la mayoría de las parejas el riesgo es realmente muy bajo. La mayoría de los trastornos genéticos requieren la presencia de un gen defectuoso tanto en la madre como en el padre, por lo que las probabilidades de que se manifieste

en un hijo son muy remotas. O de alguna actitud irresponsable durante los meses de gestación, algo que puede prevenirse sin más. En algunos casos, no obstante, basta con que el padre o la madre sean portadores de la enfermedad para poder contagiar al niño.

Defectos congénitos más corrientes

- La talasemia, una gravísima enfermedad de la sangre.
- La hemofilia, que consiste en un defecto de la coagulación de la sangre.
- La distrofia muscular, una degeneración progresiva de la musculatura.
- Palatosquisis, la falta de soldadura de las dos mitades del paladar.
- Defectos del tubo neural, como la espina bífida o las malformaciones cerebrales.
- Malformaciones del aparato urinario.
- El síndrome de Down o mongolismo.

Parejas que deben acudir a una consulta genética

1. Aquellas parejas cuyos análisis de sangre muestren que ambos son portadores de un determinado trastorno genético.
2. Aquellas parejas que ya han tenido un hijo con algún defecto genético.
3. Aquellas parejas que tengan antecedentes de defectos hereditarios en la familia.
4. Si uno de los miembros tiene algún defecto congénito, por ejemplo una enfermedad cardíaca congénita, hemofilia o la distrofia muscular.
5. Si la mujer ha dado positivo en los tests que sirven para detectar defectos fetales.
6. Si el padre y la madre están estrechamente emparentados.
7. Mujeres de más de 35-37 años.
8. Aquellas parejas que han sufrido varios abortos.

Problemas que podemos prevenir

- El contagio de enfermedades como la rubéola o la toxoplasmosis, que pueden tener consecuencias muy graves para el feto.
- La exposición a radiaciones peligrosas, por ejemplo, a los rayos X.
- La ingestión de determinados fármacos o sustancias químicas, como la talidomida.

70

¿Y si tengo una cérvix incompetente?

Una cérvix incompetente no suele diagnosticarse hasta que una mujer sufre un aborto espontáneo durante el segundo trimestre, tras experimentar un borramiento y dilatación indoloros y progresivos del cuello de la matriz sin que se produzcan contracciones uterinas aparentes ni pérdidas vaginales. A veces, gracias a los ultrasonidos o a un examen vaginal, se constata a tiempo que la cérvix se está abriendo y puede evitarse el aborto.

Posibles signos de una cérvix incompetente

- Presión en la parte inferior del abdomen.
- Flujo vaginal con o sin sangre.
- Una micción más frecuente de lo normal.
- La sensación de tener una protuberancia en la vagina.

Tratamiento que se aplica

Si la mujer tuvo un aborto anterior a causa de una cérvix incompetente, o si se detecta a tiempo que esta se está abriendo, suele hacerse un cerclaje, es decir, se sutura la abertura del cuello uterino para evitar que este se abra antes de tiempo. El tratamiento suele realizarse a principios del segundo trimestre, entre la semana 12.ª y la 16.ª. Una vez terminada la intervención, la gestante deberá hacer reposo absoluto durante las doce primeras horas, y seguir descansando las doce horas siguientes. Después podrá volver a llevar una vida más o menos normal, aunque con ciertas limitaciones: probablemente no podrá mantener relaciones sexuales, deberá realizar controles médicos más frecuentes y, a veces, tendrá que utilizar un dispositivo especial, llamado pesario, que sirve para sostener el útero.

Las suturas suelen quitarse unas pocas semanas antes de la fecha teórica de salida de cuentas o cuando empieza la dilatación. Dependerá de si se producen pérdidas, una rotura prematura de las membranas o una infección.

Posibles causas de una cérvix incompetente

1. Un debilitamiento de la cérvix, es decir, del cuello uterino, de origen genético.
2. Un útero malformado.
3. Una exposición de la gestante al DES (dietilestilbestrol) cuando no era más que un feto y se hallaba en la matriz de su madre.
4. Una hiperextensión grave.
5. Laceraciones graves de la cérvix que tienen su origen en partos anteriores.
6. La cirugía cervical o una terapia con rayos láser.
7. Partos o abortos provocados que hayan sido traumáticos.
8. Embarazo múltiple.

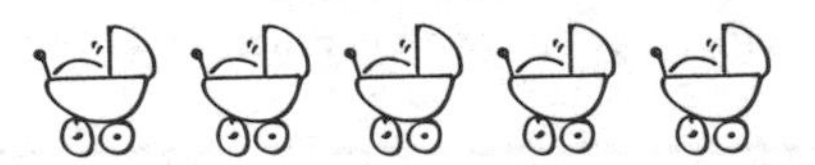

71

¿Cómo puedo saber si mi embarazo es ectópico?

Se habla de embarazo ectópico o tubárico cuando el óvulo fecundado se implanta fuera del útero materno y lo hace en las trompas de Falopio o incluso en el ovario, la cavidad abdominal o la cérvix, aunque los tres últimos casos son muy poco comunes. Por suerte, este tipo de anomalía puede descartarse muy pronto, ya que se diagnostica alrededor de la octava semana. Es importante que el médico intervenga de forma inmediata, ya que de lo contrario el feto seguiría creciendo y haría estallar la trompa incapacitándola para transportar los óvulos fecundados hasta el útero en futuros embarazos.

Síntomas posibles más habituales

- Dolores con cólicos y con sensibilidad anormal, por regla general en la parte inferior del abdomen. Suele iniciarse en el costado y luego irradiarse a todo el abdomen. Puede agravarse al evacuar, toser o realizar algún movimiento.
- Pérdidas vaginales parduscas o hemorragias suaves, intermitentes o continuas.
- Una fuerte hemorragia en caso de que la trompa se rompa.
- Sensación de náuseas y vómitos.
- Sensación de debilidad o desvanecimientos.
- Pulso rápido y muy débil, sudor frío y desmayos.
- Dolor en los hombros.
- Sensación de presión rectal.

Mujeres que son más propensas a sufrir esta anomalía

1. Las que ya han tenido un embarazo ectópico.
2. Las que han padecido una enfermedad inflamatoria de la pelvis.
3. Aquellas a las que se les ha realizado una intervención quirúrgica abdominal o tubárica con cicatrización postoperatoria.
4. Aquellas a las que se les ha practicado una mala ligadura de trompas o una inversión de la ligadura de trompas.
5. Las que llevan un DIU colocado al quedarse embarazadas.
6. Aquellas a las que se les ha provocado varios abortos, aunque las pruebas todavía no son concluyentes.
7. Aquellas que han estado expuestas al dietilestilbestrol (DES) mientras estaban en el seno materno, sobre todo si tienen alteraciones estructurales importantes en su aparato reproductor.

Tratamiento para extirpar el embrión

La técnica empleada actualmente se denomina laparoscopia. Consiste en practicar dos incisiones diminutas, una en el ombligo y la otra en la parte baja del abdomen. Para extraer el embrión de la trompa de Falopio se emplean los rayos láser, la electrocauterización o determinados fármacos, según aconsejen las circunstancias. Si todo va bien, y siempre que la trompa no esté demasiado dañada en el momento de realizar la intervención, esta podrá seguir desempeñando su función en futuros embarazos.

72

Mi marido ha contraído la hepatitis B

La hepatitis B es una infección del hígado que afecta sobre todo al grupo de edad comprendido entre los 15 y los 39 años. Se transmite a través de

la sangre y los fluidos corporales, de modo que si una embarazada la contrae puede contagiarla al feto. La mayoría de las personas que padecen esta enfermedad –unas 6 de cada 10 aproximadamente pertenecen a la categoría de alto riesgo, pero 1 de cada 3 es un paciente sin ningún factor de riesgo conocido; así pues, en realidad cualquiera puede contraerla. El tratamiento habitual consiste en guardar cama, seguir una dieta nutritiva y evitar las bebidas alcohólicas.

Precauciones a tener en cuenta

Si la persona infectada es alguien que vive en nuestra casa, como por ejemplo nuestra pareja o un hijo, deberemos tomar algunas precauciones especiales:

1. No compartiremos con el enfermo ni cepillos de dientes, ni cuchillas de afeitar ni otros objetos personales.
2. Si es nuestro cónyuge, nos abstendremos de tener relaciones sexuales con él
3. Pediremos al médico que nos inmunice con la vacuna.

Posibles síntomas

- Ictericia en la piel o la parte blanca del ojo, que adquiere una tonalidad amarillenta.
- Vómitos.
- Dolor abdominal.
- Pérdida o disminución del apetito.
- Síntomas parecidos a los de una gripe estomacal.

Qué ocurre si la infectada es la gestante

Si el virus de la hepatitis B se halla presente en nuestro organismo en el momento del parto —bien porque somos portadoras del virus, bien porque hemos contraído la enfermedad—, debemos asegurarnos de que el médico lo sabe. Este se encargará de bañar al bebé tan pronto como

sea posible para eliminar cualquier resto de sangre y secreciones de la madre de su cuerpo. Durante las 12 primeras horas, le administrará la vacuna de la hepatitis B e inmunoglobulinas; el tratamiento se repite al mes y a los seis meses. Cuando el niño cumple un año suelen practicársele unos análisis para confirmar que la terapia ha sido efectiva.

Personas que pertenecen al grupo de alto riesgo

- Los drogadictos intravenosos.
- Los homosexuales.
- Los heterosexuales que tienen más de un compañero en un período de seis meses.
- Las personas que trabajan con enfermos.
- Los inmigrantes de China, el Sudeste Asiático y otras zonas de alta incidencia.

73

Tengo la placenta cerca de la boca del útero

La placenta suele estar baja al principio del embarazo y se desplaza hacia arriba a medida que crece la parte inferior del útero. En muchos casos, no obstante, aquella se mantiene en la parte inferior durante el segundo trimestre y no empieza a desplazarse hasta que se acerca el momento del parto. Si la placenta permanece en la parte inferior del útero hasta el final, se diagnostica una placenta previa. Así pues, esta anomalía tiene que ver con la posición de la placenta, y no con su deterioro o estado general.

Para que una placenta previa resulte realmente preocupante, además de estar baja debe recubrir, cubrir parcialmente o tocar el borde de la boca del útero imposibilitando el parto vaginal.

Mujeres más propensas

- Aquellas que tienen cicatrices en la pared uterina a causa de embarazos anteriores, cesáreas, cirugía uterina o la dilatación y el raspado que siguen a un aborto.
- Aquellas que fuman, viven a gran altura o están esperando más de un bebé; sus bebés precisan una mayor cantidad de oxígeno y nutrientes, por lo que su placenta tendrá una superficie mayor.

Tratamiento que suele prescribirse

1. Reposo en cama a partir de la vigésima semana.
2. En el momento en que se produce una hemorragia, hospitalización para evaluar el estado de la madre y del bebé.
3. Seguimiento médico estricto.
4. Ingestión de suplementos de hierro y vitamina C.
5. Transfusiones de sangre siempre que se considere necesario.
6. Dieta rica en fibras, para que ir de vientre resulte más fácil.
7. Toma de laxantes para evitar cualquier tipo de esfuerzo al ir de vientre.

Síntomas más frecuentes

- Hemorragias indoloras que pueden producirse antes de la semana 28.ª, o entre la 34.ª y la 38.ª. La sangre es de color rojo vivo, puede ser escasa o abundante y a menudo se pierde de forma intermitente.
- El bebé no se encaja en la pelvis antes del parto porque la placenta bloquea el camino.

El momento del parto

Se intentará que el parto no se produzca antes de la semana 36 o hasta que los pulmones estén suficientemente maduros. Para reducir el riesgo de una hemorragia masiva, es muy probable que se practique una cesárea. Si el bebé o la madre corrieran peligro antes de la semana 36 debido a las hemorragias, se adelantará el momento del parto.

VIII. Llegó el gran momento: el parto

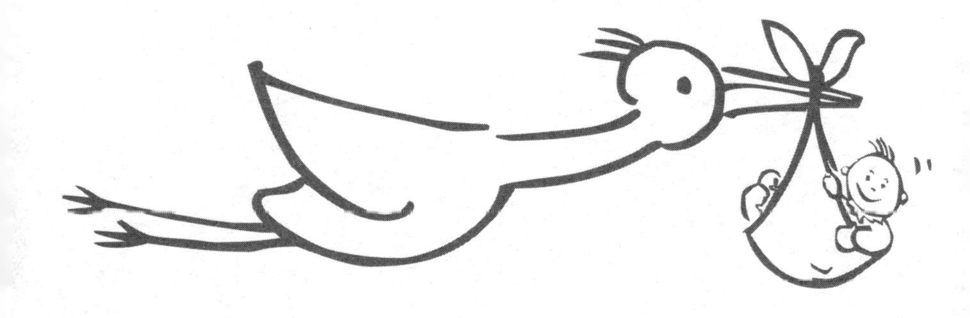

74

¿Cómo sabré que voy de parto?

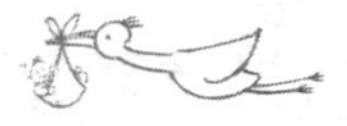

Una de las cosas que más preocupan a cualquier embarazada primeriza, sobre todo cuando se acerca la fecha de salida de cuentas, es si sabrá reconocer las contracciones que indican el inicio del parto y, por lo tanto, si llegará o no a tiempo al hospital. En este sentido, conocer los síntomas del preparto, de un parto falso y del parto verdadero nos será de gran ayuda. El preparto puede iniciarse tanto unas pocas horas antes del parto como un mes antes; se caracteriza por el inicio del borramiento y la dilatación del cuello uterino. Los síntomas de un parto falso, por su parte, pueden presentarse en cualquier momento; vale la pena tenerlos claros para ahorrarse viajes inútiles al hospital. Por lo que se refiere al parto verdadero, la mayoría de las mujeres suelen identificarlo correctamente gracias a su instinto, a la suerte o a que las contracciones resultan tan dolorosas que no dejan lugar a dudas.

Cosas prácticas que podemos hacer

- Guardar la calma. La fase de dilatación es lo suficientemente larga como para que nos dé tiempo a darnos una ducha y llegar al hospital a tiempo. Sobre todo en el caso de las primerizas.
- Coger un reloj con segundero y empezar a controlar el tiempo que duran las contracciones y el tiempo que pasa entre una contracción y la siguiente. Anotarlo en un papel para poder dar datos concretos a la comadrona cuando la llamemos.

Síntomas del preparto

1. En las madres primerizas, el feto suele empezar a descender hacia la pelvis entre dos y cuatro semanas antes del parto. La gestante suele experimentar entonces una sensación de aligeramiento, sobre todo si la presión que el útero ejercía sobre sus pulmones era tan grande que a menudo tenía la sensación de que le faltaba el aliento.
2. Calambres y dolor en las ingles o en la parte baja de la espalda, especialmente en madres no primerizas.
3. Algunas mujeres experimentan una pérdida de peso.
4. Aumento de la fatiga o de la vitalidad.
5. Las pérdidas vaginales se vuelven más intensas y espesas.
6. Las contracciones de Braxton Hicks se vuelven más intensas, más frecuentes e incluso más dolorosas.
7. El tapón mucoso, una masa gelatinosa de mucus que hasta ahora cerraba el orificio del útero, se desprende y es expulsado por la vagina, todo de golpe o poco a poco.
8. Pérdidas rosadas o sanguinolentas, producto de los capilares que se han roto al borrarse y dilatarse el cuello de la matriz.
9. Algunas mujeres padecen de diarrea justo antes de iniciarse el parto.

Qué hacer cuando se presenten las falsas contracciones

- Cambie de posición o muévase un poco para ver si así desaparecen.
- Piense o concéntrese en otra cosa. No les dé más importancia de la que tienen.
- No se sienta defraudada. Estas contracciones desempeñan una función muy importante: ponen a punto el útero para cuando llegue el gran momento.
- Si hace rato que no hace ejercicio, salga a dar un paseo. Las contracciones cesarán y cuando vuelva a casa se sentirá mucho más relajada y tranquila.
- Si se siente físicamente cansada, trate de relajarse y descansar un poco. Dese un baño de agua caliente o túmbese en la cama, apague la luz y escuche su música preferida.

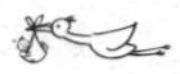

Síntomas del parto falso

1. Las contracciones no son regulares, y no aumentan de frecuencia ni de intensidad.
2. La mujer experimenta dolor en la parte baja del abdomen, y no en la parte baja de la espalda.
3. Las contracciones cesan si la gestante se pasea un poco o si simplemente cambia de posición.
4. Las pérdidas son de color pardusco.
5. A menudo se producen cuando la mujer se siente físicamente cansada.
6. Los movimientos fetales se intensifican momentáneamente cuando se producen las contracciones. Si la actividad fuera muy grande, podría tratarse de un indicio de sufrimiento fetal.

Síntomas del parto verdadero

1. Las contracciones se vuelven cada vez más intensas. Una vez que empiezan ya no se interrumpen.
2. Las contracciones son cada vez más frecuentes y dolorosas. Por regla general se producen en intervalos cada vez más rítmicos. Esto no significa necesariamente que cada contracción sea más dolorosa y más larga que la anterior, sino que la intensidad aumenta globalmente a medida que el parto progresa.
3. Por mucho que cambiemos de posición, la contracción no desaparece.
4. El dolor empieza en la parte baja de la espalda y se extiende luego por la parte inferior del abdomen; puede irradiar hacia las piernas.
5. Las contracciones pueden parecer un trastorno gastrointestinal, como si nos hubiera sentado mal la comida, e ir acompañadas de diarrea.
6. Las pérdidas son rosadas o presentan un veteado sanguinolento.
7. Se produce la rotura de las membranas, es decir, de la bolsa de las aguas.

75

Me aterroriza romper aguas en público

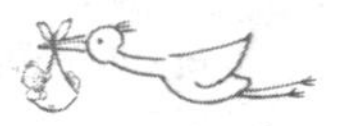

La bolsa de las aguas es una membrana semitransparente muy fina que contiene el líquido amniótico y al niño. En la mayoría de los casos no se rompe hasta que se inicia el parto y, cuando se rompe de forma prematura, la cantidad de líquido que se pierde no tiene por qué ser abundante, especialmente si la gestante se encuentra de pie o sentada, ya que la cabeza del feto tiende a bloquear la salida del útero a modo de tapón. De todas formas, debemos ser conscientes de que existe la posibilidad; y debemos saber qué hacer, ya que, una vez se produce la ruptura de las membranas, el bebé deja de estar protegido y puede contraer una infección.

Cómo distinguir el líquido amniótico de otros fluidos

- Tiene un olor dulzón característico muy distinto del olor del flujo vaginal o de la orina.
- Es de color paja pálido.
- El flujo es mayor si la mujer se encuentra tumbada, y es menor si se encuentra sentada o de pie.
- Las pérdidas de líquido no se interrumpen; pueden ser más o menos abundantes, dependiendo del punto por el que se haya roto la membrana, de nuestra posición y de la cantidad de líquido amniótico que tengamos, pero una vez empieza a salir, seguirá haciéndolo hasta el momento del parto. Ello se debe a que cada tres horas más o menos se reproduce la cantidad original.
- Nos pondremos una compresa limpia y al cabo de media hora o una hora miraremos si está mojada. Si no estamos convencidas repetiremos la operación.

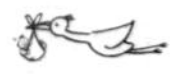

Qué debemos hacer

1. Llamar al tocólogo o a la comadrona de inmediato, aunque no estemos del todo seguras. Ellos son los únicos que pueden sacarnos de dudas.
2. Mantener limpia la zona vaginal para evitar posibles infecciones. Si vamos al baño, nos limpiaremos de delante hacia atrás.
3. Nos abstendremos de darnos un baño.
4. Ponernos una compresa que absorba el líquido amniótico. Nos la cambiaremos cada hora. En ningún caso utilizaremos tampones.
5. No intentaremos realizar un autoexamen interno.
6. Nos abstendremos de mantener relaciones sexuales.

Casos en los que es más probable que se produzca

- Cuando se produce un parto prematuro: el bebé es tan pequeño que no tapona por completo la pelvis, y el cordón puede descender hacia abajo.
- Cuando el bebé viene de nalgas o de pies: si presenta un pie, deja espacio suficiente para que el cordón se deslice hacia abajo; si presenta la cabeza, que es mayor, es más difícil.
- Cuando las membranas se rompen antes de iniciarse la dilatación.

Prolapso del cordón umbilical

Entre las posibles complicaciones provocadas por la rotura prematura de las membranas cabe destacar el prolapso del cordón umbilical. El cordón umbilical es importantísimo dado que es la conexión vital del bebé con el útero. A veces, cuando la bolsa de las aguas se rompe, el líquido amniótico lo arrastra haciendo que sobresalga por la cérvix o que salga fuera del canal vaginal. Si el cordón queda comprimido, la cantidad de oxígeno y nutrientes que llega al feto disminuye; es posible incluso que el suministro quede totalmente interrumpido.

Si siente o ve el cordón umbilical de su bebé, o tiene la más mínima sospecha acerca de ello, siga los consejos siguientes:

- Póngase a gatas: así reducirá la tensión sobre el cordón umbilical.
- Llame al servicio de urgencias o diríjase de inmediato al hospital.
- Si el cordón le sale por la vagina, no lo presione ni lo pellizque. Pón-

gase una compresa higiénica caliente y mojada o una toalla limpia. Hágalo con mucho cuidado.

Qué hará nuestro tocólogo

Si la gestante ha superado la semana 36.ª del embarazo, los médicos optarán por inducir el parto con oxitocina dentro de las 24 horas siguientes a la rotura de membranas. El motivo es que, pasadas las primeras 24 horas, el riesgo de infección aumenta de forma alarmante. El problema se plantea cuando el bebé todavía es muy pequeño y no está suficientemente maduro. En dicho caso, la mujer será ingresada en el hospital y se la someterá a una estrecha vigilancia. Si el bebé o la madre corren el más mínimo peligro, no obstante, se provocará el parto de inmediato.

Tratamiento aplicado a la madre cuando el bebé es inmaduro

- Comprobación periódica de la temperatura.
- Recuento de los glóbulos blancos.
- Cultivos de la cérvix.
- Administración de antibióticos por vía intravenosa.
- Comprobación del estado del líquido amniótico.

76

¿Cuántas fases tiene el parto?

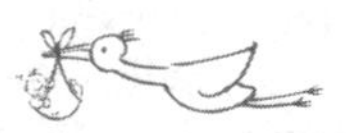

Todo el mundo sabe lo que es un parto, pero son pocos los que pueden describir las distintas fases en las que este se divide. Hay que tener en cuenta, de todos modos, que no existen dos partos iguales y que, por tanto, dichas divisiones deben ser consideradas únicamente como puntos de referencia. Así pues, la duración total del parto puede variar mucho de una

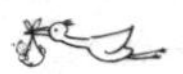

gestante a otra. Pero lo que es seguro es que tendrá tres fases más o menos diferenciadas. La primera fase es la de la dilatación, que se subdivide a su vez en una etapa precoz, otra activa y otra de transición. La segunda fase es la de la expulsión y culmina con el nacimiento del bebé. La tercera, denominada alumbramiento, consiste en la expulsión de la placenta.

La fase del alumbramiento

Una vez el niño ha sido expulsado empieza la fase llamada de alumbramiento, que suele durar entre cinco y treinta minutos aproximadamente. Durante la misma se expulsará la placenta, que fue vital para el bebé mientras permaneció dentro del seno materno. Acto seguido, el médico suturará la episiotomía o cualquier desgarro que se haya producido durante la fase de expulsión. Una vez puestos los puntos, el parto habrá terminado. En esta última fase los síntomas más frecuentes son:

- Un cansancio o una vitalidad extremos.
- Una terrible sensación de sed.
- Hambre.
- Sensación de escalofríos.
- Una pérdida vaginal sanguinolenta intensa.

La fase de la dilatación

La dilatación precoz

Por regla general es la fase más larga y menos intensa de la dilatación. En ella se produce el borramiento del cuello uterino que se dilatará unos tres centímetros. A algunas mujeres esta etapa les pasa totalmente inadvertida, pero a la mayoría no. Se inician las contracciones, pero son todavía muy suaves, irregulares y breves. A menos que rompamos aguas o que tengamos una fuerte hemorragia de color rojo intenso, durante esta fase permaneceremos en casa puesto que todavía no hay motivo para dirigirse al hospital. Entre los síntomas más comunes que podemos experimentar cabe mencionar:

- Dolor de espalda.
- Dolores cólicos parecidos a los de la menstruación.
- Una sensación de calor en el abdomen.
- Pérdidas sanguinolentas.
- Indigestión.
- Diarrea.

El momento más indicado para dirigirse al hospital es al final de esta etapa, cuando las contracciones empiecen a ser más intensas, largas y regulares, es decir, cuando se esté iniciando la fase de dilatación activa.

Qué podemos hacer mientras todavía estamos en casa

1. Trataremos de relajarnos y de descansar un poco.
2. Si nos apetece movemos, trataremos de hacer algo práctico, como dejar las cosas preparadas para cuando regresemos del hospital o terminar de hacer la maleta que pensamos llevarnos a la clínica.
3. Nos daremos una ducha relajante.
4. Si tenemos hambre, tomaremos algo ligero y fácil de digerir, como una taza de caldo o un zumo de fruta.
5. Intentaremos orinar con frecuencia.
6. Si ello nos tranquiliza, contaremos la frecuencia y duración de las contracciones durante un rato, para tener un primer dato con el que comparar las siguientes contracciones. Hay que tener en cuenta que las contracciones pueden no ser dolorosas; si el útero se pone duro como una rodilla, también contabilizaremos el tiempo.
7. Avisaremos a nuestro marido o compañero pero sin alarmarle.

La dilatación activa

Suele ser más breve que la primera, pero las contracciones son más intensas, más largas y más frecuentes. En esta fase la dilatación de la matriz llega a los 7 centímetros y suele producirse la rotura de las membranas (si no se produce de forma espontánea, es posible que el médico las rompa artificialmente). La mujer pasará esta etapa en la sala de dilatación del hospital, donde el personal médico le irá indicando qué debe hacer en cada momento. Ha llegado el momento de poner en práctica todo lo que hayamos aprendido en el curso de preparación al parto: ejercicios de respiración, ejercicios de relajación, etc. Por regla general, cuando la mujer alcanza los 3-5 centímetros de dilatación se le administra la anestesia epidural, siempre que esta quiera, claro está. Entre los síntomas más comunes de esta etapa cabe mencionar:

- Dolor creciente en la espalda.
- Molestias en las piernas.
- Aumento del cansancio.
- Una mayor abundancia de las pérdidas sanguinolentas.

Qué ocurre si la fase de dilatación no progresa

Algunas mujeres dilatan muy lentamente durante la fase activa —menos de 1-1,2 centímetros por hora en las primerizas y menos de 1,5 centímetros por hora en las que ya han tenido otros hijos—. Lo normal es que el médico respete el ritmo de dilatación de la mujer. Para tratar de acelerar el trabajo del útero, andaremos un poco y nos acordaremos de vaciar periódicamente la vejiga. Si el parto se alarga mucho es probable que nos administren líquido por vía intravenosa.

Si el problema es que el progreso es totalmente nulo durante dos o más horas, se comprobará si hay una desproporción entre la cabeza del feto y la pelvis de la madre. Si la hay, se practicará una cesárea; si no la hay, se administrará oxitocina y, si todavía se mantienen intactas, se romperán artificialmente las membranas. En la mayoría de los casos, bastará para que la dilatación vuelva a reanudarse. La mujer, por su parte, permanecerá de pie o sentada intentando sacar provecho de la fuerza de la gravedad, y se acordará de vaciar periódicamente la vejiga, para no entorpecer el paso del bebé.

La dilatación de transición

Es, sin duda alguna, la etapa más agotadora de la dilatación. Afortunadamente, suele ser también muy breve. Se produce un aumento brusco de la intensidad de las contracciones que se repiten además cada pocos minutos. Durante esta fase la mujer dilatará tres centímetros más, alcanzando por fin los diez que son necesarios para que el niño pueda salir. Los posibles síntomas son:

- Una presión intensa sobre la parte baja de la espalda y/o sobre la zona perineal.
- Una gran presión rectal acompañada a veces por la necesidad de empujar o evacuar.

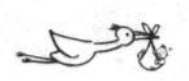

- Exceso de calor o de frío.
- Piernas frías y con calambres.
- Temblores incontrolados.
- Sensación de náuseas y vómitos.
- Sensación de somnolencia o cansancio extremo.
- Aumento de las pérdidas vaginales sanguinolentas.

La fase de la expulsión

La fase de la dilatación ha terminado y por fin ha llegado el momento que tanto hemos deseado. Durante esta fase, en la que la madre deberá empujar para que el bebé pueda atravesar el canal del parto y salir fuera de su cuerpo, las contracciones suelen ser más regulares. Si nos ha sido administrada la epidural, no sentiremos dolor alguno; deberemos estar atentas a las indicaciones del médico y la comadrona para facilitar las cosas al máximo. Entre los síntomas más característicos se encuentran:

- La necesidad imperiosa de empujar.
- Una fatiga extrema o una recuperación momentánea de las energías.
- Enorme presión rectal.
- Contracciones intensas y claras.
- Aumento de las pérdidas sanguinolentas.
- Cuando el bebé empieza a coronar, es decir, a sacar la cabeza, una sensación de estiramiento, hormigueo, quemazón o punzadas en la vagina.
- Cuando el resto del cuerpo sale, una sensación húmeda y resbaladiza.

Si se nos ha administrado una epidural, lo más probable es que no experimentemos ninguno de estos síntomas.

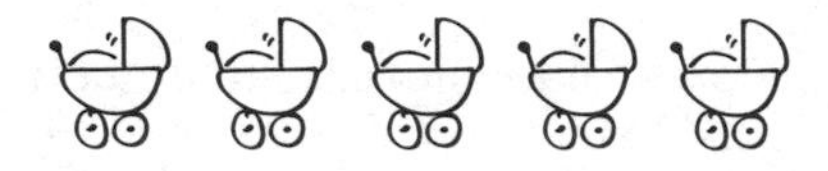

77

¿Cuándo debo ir al hospital?

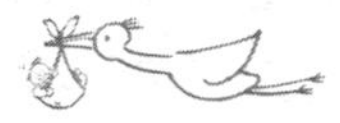

Una de las cosas que más angustia a los futuros padres es el temor a acudir al hospital antes de tiempo, o demasiado tarde. Lo único que podemos aconsejar es que en caso de duda debemos llamar siempre al médico, sea la hora que sea y sea el día que sea. Lo peor que puede ocurrirnos es que, efectivamente, sea una falsa alarma y nos manden tranquilizarnos o regresar a casa, algo sin duda mucho menos grave que tener que improvisar un parto de emergencia en casa o en el coche.

El viaje hasta el hospital

- Si fuera necesario, llamaremos a un taxi o una ambulancia.
- Posiblemente estaremos mejor en el asiento de atrás.

Síntomas que nos indican que ha llegado el momento

1. En la mayoría de los casos serán las contracciones. Debemos comprobar, no obstante, que estas tengan una duración determinada y se produzcan con una frecuencia determinada. Normalmente, el momento indicado para salir de casa es cuando estas duran entre 30 y 45 segundos y se repiten más o menos cada 6 o 10 minutos. Ni los intervalos ni la duración de cada contracción tienen por qué ser exactos; debemos anotar los datos y considerarlos globalmente. En caso de duda llamaremos a la comadrona y esta se encargará de aclararnos qué debemos hacer.

2. La rotura de las membranas, aunque los dolores no hayan comenzado. El parto debe producirse durante las 24 horas siguientes ya que, a partir de ese momento, el niño dejará de estar protegido y quedará expuesto a las infecciones procedentes del exterior. No hace falta que salgamos corriendo, pero debemos avisar al médico y seguir sus instrucciones. Si el parto no se produce espontáneamente, lo más probable es que se induzca.
3. Si al romperse la bolsa de las aguas vemos que el líquido amniótico es de color pardo o verdoso, debemos actuar de inmediato. Podría ser que existiera sufrimiento fetal y en dicho caso habría que intervenir rápidamente.
4. Una hemorragia de sangre abundante, parecida a una menstruación. Avisaremos al médico y se lo comentaremos. Él decidirá cuál es la mejor opción.
5. Si hay algo en nuestro interior que nos dice que debemos ir al hospital. A lo mejor no es más que la propia histeria del momento o las ganas que tenemos de que nazca. En vez de estar sufriendo en casa, especialmente si estamos solas, es mejor ir tranquilamente al hospital y esperar allí. Si ya ha empezado la fase de dilatación pero aún es muy precoz, la única diferencia es que pasaremos más tiempo en el hospital. Y si pasa algún imprevisto ya estaremos allí y podrán atendernos de inmediato.
6. Si sufrimos un susto verdaderamente importante hay un 50% de posibilidades de que se desencadenen las contracciones. Por precaución avisaremos al médico.

78

Mi barriga es muy pequeña, ¿será mi bebé pequeño?

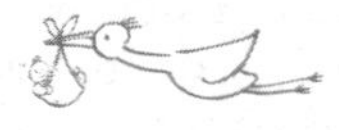

A veces, si el ambiente uterino no es el ideal, el feto crece más despacio de lo que es habitual. Las causas pueden ser de origen muy diverso —enfermedades maternas, estilo de vida, anomalías de la placenta, etc.—, y suelen darse más en el primer embarazo o a partir del quinto, y entre mujeres menores de 17 años o mayores de 34. Aunque es normal que las gestantes se preocupen por el tamaño de su bebé, hay que decir que actualmente los adelantos médicos hacen posible salvar a niños cuyo peso al nacer es realmente alarmante. Si la falta de peso es excesiva deberán pasar un tiempo en la incubadora, pero tienen muchas probabilidades de desarrollarse tan bien como los bebés que nacieron con un peso normal.

Causas que se pueden prevenir

1. El consumo de alcohol u otras drogas.
2. El tabaco.
3. Una nutrición excesivamente pobre o una dieta desequilibrada.
4. Unos cuidados prenatales inexistentes o inadecuados.
5. Una enfermedad crónica de la madre: diabetes, hipertensión, enfermedades pulmonares o renales.
6. Enfermedades relacionadas con el embarazo: anemia, preeclampsia.
7. Enfermedades agudas no relacionadas con el embarazo: infecciones que tienen que ver con el tracto urinario, la rubéola.
8. Un intervalo de tiempo excesivamente breve entre un embarazo y el siguiente: es aconsejable que transcurra un mínimo de seis meses.
9. En determinados casos, un parto prematuro.

Causas que no se pueden prevenir

1. Un defecto genético de la madre.
2. Una placenta inadecuada.
3. El bajo peso de la propia madre al nacer.
4. Haber estado expuesta al dietilestilbestrol antes de nacer.
5. Estar esperando mellizos, trillizos o más bebés.
6. Tener demasiado líquido amniótico o demasiado poco.
7. Tener una hemoglobina anormal.
8. Una rotura prematura de las membranas.

El tamaño de la barriga

La forma y el tamaño de la barriga, y el peso que ha aumentado la madre, no tienen nada que ver con el tamaño del bebé. El médico es el único que puede determinar de manera fiable los progresos y la salud del bebé. Para ello realizará una palpación del abdomen y medirá la altura del fondo del útero, es decir, la parte superior de la matriz. Si al hacerlo sospecha que puede haber alguna anomalía, nos hará una ecografía.

79
Me gustaría saber qué tipo de dolor sentiré

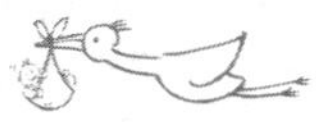

A medida que se acerca la fecha de salida de cuentas la futura madre empieza a ponerse nerviosa porque sabe que está a punto de llegar el momento de enfrentarse con el parto y el dolor que ello implica. Lo mejor que podemos hacer para no perder el control cuando empiecen las contracciones es ser realistas y saber de antemano qué podemos esperar y qué tipo de problemas pueden presentarse. Así pues, trataremos de comprender lo que sucede en el interior de nuestro cuerpo y lo aceptaremos sabiendo que es necesario para que nuestro hijo pueda nacer; aprenderemos las técnicas de relajación y respiración que nos recomiende la comadrona; nos informaremos sobre los distintos tipos de analgésicos que pueden administrarnos en caso de que el dolor nos resulte inaguantable; y le pediremos a nuestra pareja o a alguien de confianza que estén a nuestro lado y nos apoyen durante todo el proceso.

La sensación de dolor

El umbral del dolor varía de una mujer a otra de modo que lo que a una le parece insoportable para otra no es tan terrible. Así pues, deberemos esperar a que empiecen las contracciones para saber qué sentimos exactamente y cómo lo soportamos. En cualquier caso, hay que tener presente que hay una serie de factores que pueden influir negativamente en la percepción del dolor:

- Tener que enfrentarse sola al gran momento: el apoyo o la simple presencia de la persona amada o de alguien de confianza pueden hacer que nos sintamos mucho mejor y más valientes.
- La sensación de cansancio: durante el noveno mes y, muy especialmente, durante las dos últimas semanas, deberíamos intentar bajar el ritmo. Si estamos descansadas y relajadas soportaremos mejor el desgaste que supone el parto. Asimismo, es importante que entre contracción y contracción aprovechemos el tiempo para intentar recuperar las fuerzas y prepararnos para el siguiente esfuerzo, sobre todo si la fase de dilatación se prolonga.
- Sentirse hambrienta o sedienta: para evitarlo, tomaremos algún tentempié ligero durante la primera fase del parto, cuando todavía estemos en casa, por ejemplo una taza de caldo o un zumo de fruta; en fases posteriores podemos chupar cubitos de hielo o pedir que nos mojen los labios con una gasa.
- Autocompadecerse: es algo que no sirve para nada y que dice muy poco a nuestro favor. Debemos sentirnos privilegiadas por lo que nos está ocurriendo y pensar en la maravillosa recompensa que nos espera.
- Temer el dolor y estar en tensión esperándolo: cuando empiecen las contracciones, lo mejor que podemos hacer es pensar en otras cosas y tratar de distraernos; cuando estas suban de intensidad pondremos en práctica las técnicas de relajación entre contracción y contracción y, cuando se produzcan, nos concentraremos en aguantarla.

80

Me han dicho que la peridural es peligrosa

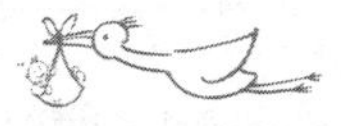

Actualmente, el método más utilizado para aliviar el dolor del parto es la anestesia peridural o epidural, que consiste en administrar una combinación de medicamentos —habitualmente la bupivacaína, la lidocaína o la cloroprocaína— en el líquido de la médula espinal. Para ello, un anestesiólogo inserta una aguja larga en la columna vertebral de la madre, justamente en el espacio que queda entre dos vértebras, hasta llegar a la *duramadre*, es decir, a una especie de funda que recubre la médula espinal. El espacio epidural es el que se encuentra entre esta y el hueso, y por él pasan las raíces de los nervios sensitivos. Normalmente, además de la aguja se introduce un catéter, un conducto de plástico que se dejará puesto durante todo el parto y que permitirá ir administrando dosis de anestésicos según convenga.

Qué postura debemos adoptar para que nos la pongan

El anestesiólogo nos pedirá que nos tumbemos en el borde de la cama sobre el lado izquierdo, o que nos sentemos, y que nos acurruquemos arqueando la espalda. En dicha posición las vértebras se separan y el anestesiólogo puede encontrar el espacio en el que debe insertar la aguja. Después de untar la zona con una solución antiséptica y de aplicar un primer anestésico para adormecer la zona, aplicará la epidural. Si durante el proceso tenemos una contracción, se detendrá y esperará pacientemente a que se pase, ya que mientras pone el anestésico debemos permanecer completamente inmóviles. Para facilitar esta operación es conveniente que durante el embarazo realicemos el ejercicio seis del capítulo «¿Cuáles son los ejercicios de preparación al parto?».

Qué se experimenta cuando hace efecto

- Una sensación de descarga eléctrica que baja por las piernas.
- Una sensación de alivio prácticamente inmediata.
- La sensación de dolor es sustituida por una sensación de presión.
- Escalofríos o calor.

Posibles inconvenientes de la epidural

1. El trabajo de parto tiende a prolongarse.
2. El entumecimiento del cuerpo, de la cintura para abajo, hace que no podamos pujar lo suficiente como para expulsar al bebé.
3. Una mayor necesidad de utilizar los fórceps y otras técnicas de tocurgia a causa de los dos motivos anteriores.
4. La presión sanguínea puede bajar súbitamente; por ello no se utiliza

cuando existe una complicación hemorrágica: placenta previa, preeclampsia o sufrimiento fetal.

81

¿Qué es un parto inducido?

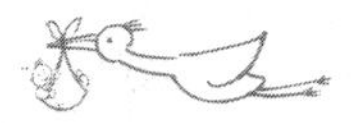

Inducir un parto significa provocar artificialmente el inicio del mismo, es decir, hacer que empiece el trabajo del parto con métodos artificiales. Actualmente, no hay ningún médico que induzca el parto si no hay una buena razón para ello ya que sabe que, siempre que sea posible, es mejor dejar que la naturaleza siga su curso, aunque lo haga de un modo más lento. A veces, no obstante, se hace necesario un empujoncito. El parto inducido solo se practica cuando el tiempo no apremia, y siempre que el médico considere que tanto la futura madre como el feto podrán tolerar el estrés que supone la dilatación. De lo contrario, se opta por realizar una cesárea. Durante todo el período de la inducción deben estar presentes un médico o una enfermera.

Tratamientos empleados para hacer madurar el cuello uterino e inducir el parto

- Rotura artificial de la bolsa de las aguas.
- Administración de analgésicos destinados a hacer que el cuello uterino madure.
- Administración de aceite mineral o estimulación de los pezones.
- Administración de óvulos vaginales o de un gel de prostaglandina E_2.
- Administración de oxitocina.

Casos en los que se practica un parto inducido

1. Cuando la dilatación es excesivamente débil o se vuelve errática, o cuando de repente se detiene por completo.

2. Cuando la placenta deja de funcionar prematuramente provocando un ambiente uterino poco sano que pone en peligro la salud del bebé.
3. Si se produce una rotura prematura de las membranas y la mujer está a punto de llegar a la fecha de salida de cuentas.
4. Cuando el bebé está suficientemente maduro como para sobrevivir fuera del útero materno y no se puede garantizar su bienestar dentro del mismo a causa de una nutrición pobre, de anomalías en la placenta, por tratarse de un feto hipermaduro, etc.
5. Cuando la madre sufre alguna enfermedad grave, como la diabetes, la presión sanguínea alta o una enfermedad renal, y se teme por la salud del bebé.
6. Si el bebé es muy grande y ya se ha alcanzado o se está a punto de alcanzar la fecha de salida de cuentas, puesto que el tamaño excesivo podría dificultar el parto vaginal.
7. Si la futura madre padece una preeclampsia que no puede ser controlada con el reposo en cama ni con la medicación habitual.
8. Cuando el feto sufre una enfermedad grave por incompatibilidad de Rh.
9. Cuando se ha superado la semana 41.ª y la mujer no se pone de parto de forma espontánea.

82

No quiero que me practiquen una cesárea

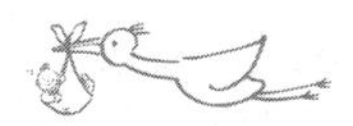

El parto por cesárea consiste en hacer nacer al niño a través de una incisión quirúrgica practicada en las paredes del abdomen y del útero, en vez de por vía vaginal como de costumbre. En este tipo de parto, la mujer no puede participar activamente, pero su actitud sigue siendo esencial. Una gestante que esté preparada tanto intelectual como emocionalmente para un parto por cesárea tiene menos probabilidades de sufrir una desilusión y, por tanto, es más probable que viva su parto quirúrgico como una experiencia plenamente positiva. Actualmente, la mayor parte de cesáreas se realizan con anestesia local, de modo que tanto la mujer como su marido podrán presenciar el momento del parto e incluso coger al niño en brazos tan pronto como sea extraído del útero materno.

Casos en los que la mujer sabe de antemano que le practicarán una cesárea

1. Cuando existe una desproporción entre el tamaño de la cabeza del feto, demasiado grande, y el tamaño de la pelvis materna.
2. Si en una cesárea realizada con anterioridad se practicó una incisión vertical del útero, ya que las contracciones podrían provocar la rotura del mismo.
3. Cuando la madre sufre una enfermedad crónica que le impide soportar el estrés que implica un parto.
4. Si el niño se presenta con una de las siguientes posturas: de nalgas, transversal, o cefálica pero con una inclinación de la cabeza errónea.
5. Cuando el feto sufre alguna enfermedad o anomalía que impiden la expulsión vaginal o la hacen arriesgada.
6. Si la madre presenta una infección por herpes en el momento de iniciarse la dilatación, para evitar que el feto se infecte.
7. Cuando se diagnostica una placenta previa y esta bloquea la abertura cervical total o parcialmente.
8. Cuando la placenta se desprende prematuramente.
9. Si la madre sufre una preeclampsia o eclampsia y el tratamiento aplicado no funciona.
10. Si se detecta cualquier signo de sufrimiento fetal o maternal.
11. Si el feto pasa una o dos semanas de la fecha de salida de cuentas y el medio uterino ha empezado a deteriorarse.

Tipos de incisiones que se practican

- Actualmente, la mayor parte de las incisiones se realizan a lo largo de la línea púbica, es decir, transversalmente. Tanto por razones estéticas como por razones médicas, es la preferida.
- A veces todavía se practica una incisión vertical que va desde el ombligo hasta el pubis.

Casos en los que la cesárea se diagnostica durante la fase de dilatación activa

1. Si se ha tratado de inducir el parto y a pesar de ello la cérvix sigue sin dilatarse.
2. Si el monitor fetal registra algún signo de sufrimiento fetal.
3. Si se detecta un caso de placenta previa o desprendimiento de placenta no diagnosticado con anterioridad, sobre todo si existe riesgo de hemorragia.
4. Cuando se produce el prolapso del cordón umbilical, es decir, si este sale por el cuello del útero o por la vagina, y existe la posibilidad de que se reduzca el flujo sanguíneo y el suministro de oxígeno que el feto necesita para sobrevivir.

Características del parto por cesárea

1. Suele afeitarse el pelo del pubis y/o del abdomen.
2. Se inserta un catéter en la vejiga de la mujer para asegurarse de que esta se mantiene vacía y fuera del alcance del cirujano.
3. Se lava el abdomen de la interesada con una solución antiséptica.
4. Para evitar que tanto el padre como la madre vean la incisión, se coloca una especie de pantalla que limite su campo de visión.
5. Por si hubiera que emplear medicación adicional, se le pondrá un gota a gota IV.
6. Se anestesiará a la paciente por medio de un bloqueo epidural o caudal, que insensibilizará una parte de su cuerpo pero le permitirá estar consciente en todo momento. En algunos casos, normalmente cuando se trata de una cesárea de urgencia, es necesario administrar una anestesia general.
7. El médico se asegurará de que el anestésico ha hecho efecto y acto seguido practicará una primera incisión en la parte baja del abdomen y una segunda incisión en el segmento inferior del útero.
8. Después se abrirá el saco amniótico y se succionará el líquido.
9. Una vez realizada la anterior operación, se extrae al niño. A veces es necesario utilizar un fórceps; otras basta con que uno de los ayudantes presione el extremo superior del útero.
10. Una vez esté fuera, se aspiran los restos de mucosidad de la nariz y boca del bebé. Una vez haya emitido el primer llanto, y siempre que el cordón umbilical sea suficientemente largo, se colocará al bebé sobre el pecho de la madre.

11. Luego se pinzará y cortará el cordón umbilical, y se someterá al bebé a las mismas atenciones a las que se somete a los niños nacidos por vía vaginal.
12. Mientras, el médico extraerá manualmente la placenta.
13. Finalmente, el médico echará una ojeada a los órganos reproductores de la madre y suturará las incisiones. A veces se administra una inyección de oxitocina para controlar la hemorragia y antibióticos para evitar una posible infección.

83

¿Para qué sirve el monitor fetal?

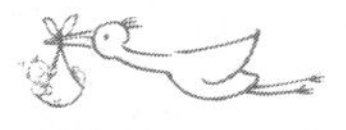

El monitor fetal es otro de los adelantos técnicos que ha pasado a formar parte del instrumental básico de todos los hospitales. Sirve para evaluar cómo reacciona el bebé frente a las contracciones uterinas que experimenta la madre, es decir, para detectar cualquier signo de fatiga o sufrimiento fetal. Existen dos tipos de monitores fetales: el externo, el más utilizado, y el interno, que se reserva para aquellos casos en los que es necesario obtener datos más exactos. El primero consta de un transductor de ultrasonidos, que registra el latido cardíaco fetal, y de un marcador sensible a la presión, que mide la intensidad y duración de las contracciones uterinas. Ambos dispositivos se fijan al abdomen de la madre. En la mayoría de centros hospitalarios, todas las parturientas son controladas con este aparato electrónico, tanto durante la dilatación como durante el parto.

El uso del monitor durante la fase de dilatación

Durante la fase de dilatación el monitor fetal sirve para detectar cualquier anomalía en el feto. Puede resultar un poco incómodo, pero no impide que nos levantemos de la cama o que recorramos distancias cortas. Si queremos ir al lavabo, la enfermera o la comadrona desconectarán el aparato; tan pronto como regresemos del baño, no obstante, volverán a conectarlo. Personal especializado realizará una lectura periódica de los datos que aparecen en la pantalla del monitor; si detectaran el menor síntoma de sufrimiento fetal se avisará de inmediato al médico, que tomará las medidas que considere más oportunas. En la mayoría de los casos si el diagnóstico se confirma se practicará una cesárea para evitar posibles complicaciones ulteriores.

Otros tests para confirmar el diagnóstico de sufrimiento fetal

- Obtención de una muestra de líquido amniótico para detectar la posible presencia de meconio.
- Obtención de una muestra de sangre fetal que se saca del cuero cabelludo para determinar el pH.
- Comprobación de la respuesta del corazón fetal ante una estimulación sonora, una presión o un pellizco.

El uso del monitor durante la fase de expulsión

Durante la fase de expulsión, el monitor sigue utilizándose para detectar cualquier signo de sufrimiento fetal; pero además se emplea también para saber cuándo se inicia una contracción y cuándo finaliza. Ello permite a la comadrona indicarnos cuándo debemos empezar a empujar y cuándo debemos detenernos, algo que puede facilitar en gran medida el proceso de expulsión del feto.

84

¿Es dolorosa la episiotomía?

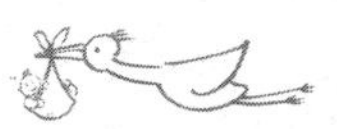

La episiotomía es una incisión quirúrgica que se practica en la zona del perineo, es decir, en la zona que se extiende entre la vagina y el recto, con el fin

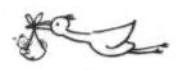

de agrandar el orificio vaginal. Suele realizarse en un 80 % o 90 % de casos cuando se trata de madres primerizas, y en un 50 % cuando se trata de mujeres que ya han tenido algún hijo. No se realiza por capricho, sino para evitar un posible desgarro de la mucosa o de la musculatura del periné de la gestante, que no es tan elástico como la vagina. No resulta dolorosa, ya que antes de realizar el corte se anestesia la zona con un anestésico local.

Precisamente por ser una cuestión de elasticidad, hay algo que podemos hacer para que nuestro perineo esté en la mejor forma posible cuando llegue el momento del parto: practicar los ejercicios destinados a aumentar su elasticidad que recomendamos en el capítulo «¿Cuáles son los ejercicios de preparación al parto?».

La episiotomía mediana

Esta incisión se realiza en dirección al recto. Entre sus ventajas cabe mencionar que proporciona más espacio por centímetro de incisión, que cicatriza bien, que resulta fácil de reparar, que la pérdida de sangre es menor, y que provoca menos infecciones y molestias durante el posparto. Sin embargo, no suele utilizarse porque, en caso de producirse un desgarro, este podría llegar hasta el recto provocando graves lesiones en la madre.

Ventajas de la episiotomía

- Los bordes rectos de un corte limpio son más fáciles de reparar que la herida irregular típica de un desgarro.
- Puede impedir la lesión de la musculatura del perineo y de la vagina.
- Evita que la cabeza del feto se golpee contra el perineo.
- Puede acortar entre 15 y 30 minutos la fase de expulsión.

La episiotomía medio lateral

Esta incisión se realiza lateralmente, hacia un costado. Es la técnica más utilizada actualmente, sobre todo cuando se trata de una primeriza.

Dada la distancia existente entre el corte y el ano, es imposible que se produzca un desgarro hacia este. Primero se realiza una incisión muy pequeña y se evalúa si es suficiente para permitir el paso de la cabeza del niño; si no está claro, se corta un poquito más. De este modo se evitan puntos innecesarios.

Cuándo debe decidirse si se practicará una episiotomía

El médico no lo decidirá hasta que la cabeza del pequeño empiece a coronar. En ese momento podrá evaluar si el perineo puede o no estirarse lo suficiente como para dejar pasar la cabeza sin desgarrarse. En caso de duda se practicará una incisión muy pequeña y volverá a evaluarse la situación.

85

He oído decir que el fórceps puede dañar al niño

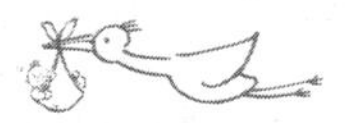

Todos hemos oído historias espeluznantes acerca de las consecuencias del fórceps; por eso le tenemos tanto miedo. Actualmente, no obstante, la mayoría de estos temores son totalmente injustificados. El fórceps es una especie de pinza metálica grande y redondeada que está formada por dos piezas independientes. Se insertan primero una y luego la otra en el canal del parto y acto seguido se articulan para poder asir la cabeza del niño. Entonces se realiza una suave tracción y se ayuda al bebé a salir del canal uterino en un tiempo muy breve, aproximadamente en 1 o 2 minutos. Este tipo de operación no entraña ningún peligro y permite en cambio reducir el riesgo de sufrimiento y lesiones fetales. El fórceps solo puede emplearse cuando la cabeza del pequeño está encajada en la pelvis. Su utilización implica la realización de una episiotomía.

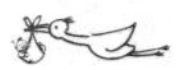

La mala fama del fórceps

Los problemas de los que tanto hemos oído hablar se producían cuando había que realizar una gran tracción para que el niño naciera, es decir, cuando se estiraba del pequeño estando este todavía en la parte profunda del canal del parto. Este método era muy utilizado en el pasado, cuando todavía no se practicaban las cesáreas y no había otro modo de sacar un bebé que se había quedado encallado o que no descendía correctamente. Hoy en día en los casos en que antiguamente se utilizaba el llamado procedimiento de fórceps alto se opta siempre por una cesárea.

Cuándo debe usarse el fórceps

- Cuando existe sufrimiento fetal.
- Cuando existe sufrimiento materno.
- Cuando se produce una dilatación prolongada o una segunda fase prolongada.

La ventosa obstétrica

La ventosa obstétrica es otro de los métodos que se utilizan para extraer al feto del canal del parto. Consiste en una ventosa metálica o de plástico que se aplica directamente sobre la cabeza del bebé. Accionando la bomba aspirante que va conectada a la ventosa se crea una descompresión gradual que hace que aquella se adhiera a su cabecita. A continuación se sincroniza el movimiento de tracción con los pujos que realiza la madre. Este método es más lento que el anterior, por lo que no se aconseja cuando hay que sacar al bebé lo antes posible. Sin embargo, es menos dañino, por lo que se aplica con más frecuencia. Las posibles marcas que deja la ventosa desaparecen al cabo de 15-20 días. También en este caso es necesario efectuar una episiotomía, ya que las manos del médico deben alcanzar la cabeza del pequeño.

86

Espero gemelos

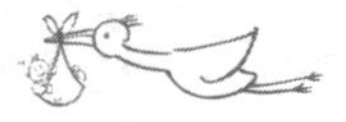

Normalmente, cuando nos enteramos de que estamos embarazadas, no se nos ocurre pensar que tendremos más de un bebé. Así pues, no es de extrañar que cuando se nos anuncia la llegada de dos o más pequeños sintamos miedo e intimidación. Afortunadamente, disponemos de varios meses para hacernos a la idea y para prepararnos a conciencia. En los embarazos múltiples, cabe la posibilidad de que uno o varios de los fetos no se desarrollen adecuadamente. En dicho caso, deberemos plantearnos la opción de extraer aquel o aquellos que tienen menos posibilidades de sobrevivir por el bien de los demás. Sin duda se trata de una decisión difícil, por lo que antes de decidir nada hablaremos con varios expertos en el tema.

Complicaciones que son más comunes en los embarazos múltiples

- La hipertensión.
- La anemia.
- La *abruptio placentae* o separación prematura de la placenta.
- Una nutrición inadecuada, que se traduce en un peso escaso de los bebés al nacer.
- La separación de la sínfisis púbica.
- La presentación anómala de uno o varios de los bebés.

Factores que aumentan la posibilidad de un embarazo múltiple

1. Una predisposición hereditaria.
2. Mujeres mayores de 35 años, puesto que es más probable que tengan una ovulación múltiple.
3. El uso de fármacos para aumentar la fertilidad, utilizados sobre todo por mujeres de cierta edad.

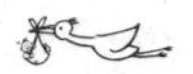

4. La fecundación *in vitro*, ya que se fecundan y se implantan varios óvulos a la vez.

En qué se diferencia un parto gemelar de un parto simple

- La primera fase de la dilatación suele ser más corta.
- La dilatación activa y la expulsión suelen ser más largas.
- Se practica un mayor número de cesáreas.
- En los partos vaginales se da una mayor utilización del fórceps.
- Los recién nacidos son examinados por un especialista en medicina neonatal tan pronto como nacen.
- Se utiliza un monitor fetal externo para controlar a uno de los fetos y un monitor fetal interno para controlar al otro.
- A veces hay que administrar oxitocina para agilizar el nacimiento del segundo feto.
- La placenta o placentas suelen separarse muy rápidamente una vez que los bebés han nacido.
- A veces puede producirse la muerte de uno de los fetos, por lo que los padres deberán enfrentarse con la extraña situación de celebrar el nacimiento de un hijo o hijos y lamentar la pérdida de otro u otros.

87

Tengo entendido que los partos de riñones duelen mucho

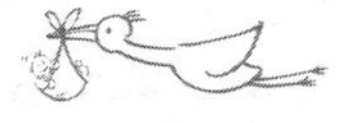

En principio un parto de riñones es aquel en el que el feto ocupa una posición posterior u occipitoposterior, de manera que su cabeza ejerce presión sobre el sacro de la madre. Pero también se puede experimentar el dolor típico de un parto de este tipo cuando el pequeño se ha girado pasando de una posición posterior a otra anterior, o incluso cuando se encuentra en una posición distinta. El hecho de que el niño se encuentre en una de estas posiciones no entraña ningún peligro para él ni para el parto en sí, pero puede resultar extremadamente doloroso para la madre.

Qué siente la madre

La futura madre experimenta un dolor constante en la espalda que por regla general empieza cuando se inicia el trabajo del parto y no desaparece hasta que aquella da a luz. El dolor suele ser muy intenso, resulta insoportable durante las contracciones, y no desaparece entre una contracción y la siguiente.

Métodos que podemos probar para tratar de aliviar el dolor

1. Trataremos de no sobrecargar más la espalda. Intentaremos encontrar la posición en la que estemos más cómodas o nos duela menos: tumbadas sobre el costado y con la espalda doblada, en cuclillas, a cuatro patas, de pie y apoyadas contra la pared, andando un poco, etc.
2. Aplicaremos calor o frío directamente sobre la zona: una bolsa de agua caliente envuelta en una toalla o una bolsa de hielo; una vez en el hospital podemos pedir a la comadrona que nos traiga compresas calientes o frías, según convenga.
3. Pediremos que nos hagan un masaje en la zona. Tiene que ser un masaje vigoroso. Pídale a la persona en cuestión que utilice un rodillo de pastelería o con una pelota de tenis. Llévese algún aceite o crema; así evitará que se le irrite la piel.
4. Si está familiarizada con la acupresión, puede serle de gran ayuda. Pídale a alguien que ejerza una presión intensa con el dedo justo por debajo del centro de la parte carnosa de su pie.
5. Otra técnica que suele ser muy efectiva es la contrapresión. Esta puede aplicarse de distintas formas: con los nudillos, con la palma de la mano y ejerciendo presión con la otra, aplicando una presión directa o realizando firmes movimientos circulares. Averigüe cuál le produce mayor alivio y pida a alguien que la realice. Es posible que al día siguiente le salga algún que otro morado o contusión, pero le dará absolutamente igual si con esta técnica consiguió aplacar el dolor.

88

¿Qué tengo que llevar al hospital?

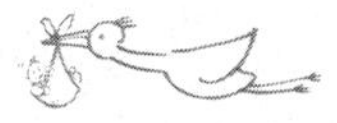

Nuestras madres suelen aconsejarnos que preparemos todo lo que vamos a llevar al hospital alrededor del séptimo mes, por si el bebé fuera sietemesino. Lo mejor, no obstante, es que lo hagamos cuando nos apetezca o cuando dispongamos del tiempo necesario para ir de compras tranquilamente. Y que cuando nos dediquemos a ello estemos un poco informadas, para no comprar cosas inútiles ni olvidarnos de lo que es realmente importante. No olvide que hay un momento para cada cosa y que, si lo tiene todo a punto con demasiado tiempo, la espera se le hará más larga. Además, a menos que le hayan diagnosticado un embarazo de alto riesgo, es poco probable que su bebé nazca antes de tiempo, sobre todo si es usted primeriza.

Para usted y su marido

1. Un par o tres de camisones o pijamas. Recuerde, no obstante, que es muy posible que se manchen de sangre.
2. Una bata o albornoz, por si decide darse una vuelta por el hospital.
3. Dos sujetadores especiales para amamantar: cómpreselos cuando esté de ocho meses, ni antes ni después.
4. Unas zapatillas, preferiblemente con un poco de tacón.
5. Un par o tres de calcetines, por si coge frío en los pies y para no andar descalza por la habitación.
6. Un neceser con todas las cosas que utilizan habitualmente para su aseo personal: cremas hidratantes, champú, jabón, pasta de dientes, cepillo de dientes, colonia, peine, cepillo, desodorante, maquillaje, etc. Recuerde que la súbita pérdida de líquido que experimenta su cuerpo puede hacer que se le reseque mucho la piel.
7. Un secador de cabello; además de para secarse el pelo, le será muy útil para secar la zona de los puntos.

8. Un reloj con segundero para poder controlar la duración y frecuencia de las contracciones si fuera necesario y para comprobar el tiempo que da de mamar al pequeño más adelante.
9. Un mp3 con su música preferida.
10. Algún aceite corporal, por si necesita que alguien le haga un masaje.
11. La máquina fotográfica y la cámara de vídeo si tienen previsto fotografiar o grabar el feliz acontecimiento.
12. Una toalla grande, para secarse a gusto cuando se duchen, y otra pequeñita.
13. Algún tentempié nutritivo, sobre todo para el futuro papá. No debemos olvidar que el parto puede prolongarse y que él no tendrá prohibido comer.
14. Alguna compresa, sobre todo si tiene alguna preferencia especial. En principio nos las proporcionará el hospital, pero no está de más llevarse alguna en la bolsa de mano. Piense que para mantener la herida limpia y seca deberá cambiársela cada hora más o menos.
15. Una baraja de naipes, o los dados, por si la cosa se alarga más de lo previsto y les apetece distraerse.
16. El libro que estén leyendo en ese momento.
17. La tarjeta de su mutua o la cartilla de la seguridad social, dependiendo de aquello por lo que hayan optado.
18. El DNI tanto del futuro padre como de la futura madre.
19. Una faja posparto, si lo considera oportuno.
20. Alguna braguita de papel de las desechables. En la mayoría de los casos las proporciona el propio hospital, pero nunca está de más llevar alguna en la maleta. También puede llevar alguna braguita especial para embarazadas, por si las anteriores le resultan incómodas o no le sujetan bien la compresa.
21. Una bolsa para poner la ropa sucia.
22. Pañuelos de papel.
23. Un paquetito de gasas higiénicas, por si en el hospital le costara conseguirlas.
24. Crema hidratante para los labios.
25. La agenda o una lista con los teléfonos que les gustaría tener a mano.
26. Una muda para el día que salga de la clínica: escoja algo cómodo y holgado.
27. Ropa cómoda para el marido, que pasará varios días y varias noches a nuestro lado en el hospital.

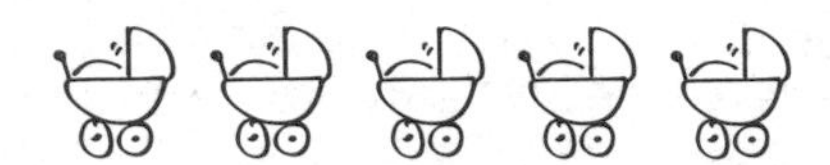

Para el pequeño o la pequeña

- Cuatro mudas completas: pueden escoger entre las camisetas de batista o algodón, los jerseys de perlé o de lana fina, los monos, los peleles, las ranitas, las polainas, los calcetines o los peúcos. Hagan cuatro combinaciones de prendas que les gusten y colóquelas en cuatro bolsas distintas. De este modo las enfermeras vestirán al bebé tal y como a ustedes les apetece.
- Seis fajas umbilicales o seis trocitos de malla, para tapar la zona del cordón umbilical una vez desinfectada. En muchos hospitales les proporcionarán las fajitas, pero por lo poco que ocupan vale la pena llevarlas.
- Un par de toallas para uso exclusivo del bebé. Intente que no sean de color blanco o acabarán mezcladas con las del hospital.
- Algún trapo que pueda ponerse sobre el hombro mientras espera que el bebé eructe. De este modo evitará muchas manchas y oler siempre a leche agria.
- Algún que otro pañal. En principio se los darán en el hospital, pero no está de más que se lleve alguno, por si las moscas.
- Un chupete, aunque intentarán no dárselo hasta que haya mamado un par o tres de veces.
- Un cepillo para bebés o un peine; sobre todo que no sea de bolas.
- Un frasquito de colonia, especialmente si el olor a leche agria les pone nerviosos.
- Un frasquito de jabón, para poder limpiarlo.
- Un frasquito de crema hidratante o de aceite de almendras, sobre todo si creen que les gustará darle un masaje al pequeño o la pequeña.

89

No quiero que me afeiten la zona púbica

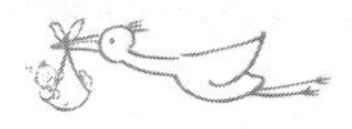

Hasta hace algunos años, el afeitado de la región pubiana era una práctica habitual que se realizaba sistemáticamente en todos los hospitales. Y es que los médicos estaban convencidos de que las posibles bacterias que hubiera en el pelo del pubis podían infectar al bebé al pasar este por el orificio de la vagina. Actualmente, sin embargo, se sabe que esto es completamente falso. De hecho, la mayor parte de los facultativos opinan que es más probable que haya bacterias en un pubis recién afeitado —debido a los posibles cortes microscópicos que se producen al extraer el vello— que en otro en el que simplemente hay pelos. No obstante, todavía quedan algunos tocólogos que consideran necesario el afeitado porque en caso de practicarse una episiotomía, algo que ocurre en la mayoría de los partos, la zona está más limpia y resulta más fácil suturar el corte. De todas maneras, parece claro que hoy en día depende más de la opinión de nuestro médico y de la política del hospital en el que demos a luz que de las razones puramente médicas. Así pues, hable con su tocólogo y dígale lo que piensa sobre el tema. Si lo tratan con tiempo es posible que pueda imponer su criterio.

Razones que puede aducir para que no le afeiten el pubis

1. La solución antiséptica con la que se limpia la zona elimina cualquier riesgo de infección.
2. Durante el posparto seremos nosotras las que deberemos soportar el angustioso picor que produce el pelo al crecer; y la zona púbica ya estará suficientemente sensible y castigada como para añadirle un nuevo motivo de malestar y posible irritación.
3. Si mientras nos afeitan se produce algún corte, por minúsculo que este sea, podría producirse una infección difícil de tratar y sin duda muy dolorosa a causa de lo extremadamente sensible que estará la zona.
4. Volver a tener el pubis sin vello, como cuando éramos unas niñas, puede resultarnos humillante; sobre todo si se tiene en cuenta que no es algo estrictamente necesario.
5. Hay muchos médicos que realizan la episiotomía y su posterior sutura sin necesidad de afeitar la zona, lo que demuestra que no hace ninguna falta.

Qué podemos hacer si nuestro médico no cede

- Si es algo realmente importante para nosotras o ello pone de manifiesto que tenemos distintas concepciones acerca de nuestro parto, cambiar de médico.
- Le pediremos que no nos afeite todo el pubis sino tan solo la zona donde, si fuera necesario, nos practicará la episiotomía.
- Le consultaremos si puede afeitarnos en casa nuestro marido o compañero.

90

¿Me practicarán un enema?

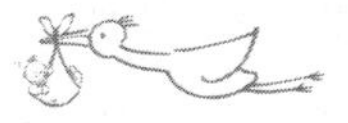

Un enema es lo que se conoce vulgarmente con el nombre de lavativa, y consiste en inyectar líquido en el recto, normalmente templado, para provocar la evacuación de los intestinos. Hasta hace poco, se administraba de forma rutinaria a todas las parturientas, tan pronto como estas ingresaban en el centro hospitalario; y, de hecho, hay muchos hospitales que siguen haciéndolo. Así pues, lo más probable es que dependa del criterio de su médico o de la política del hospital, puesto que hay tanto opiniones a favor como en contra.

Casos en los que no se plantea el problema

- Cuando la madre ya se ha puesto un enema antes de salir de casa, durante la primera fase de la dilatación.
- Si al iniciarse el parto la futura madre realiza evacuaciones muy blandas o frecuentes que se encargan de dejar su colon perfectamente limpio.

- Si la embarazada llega al hospital durante la fase activa del parto y no hay tiempo para administrarle un enema.

Razonamientos a favor de los enemas

1. La materia fecal dura que se encuentra estacionada en el recto puede provocar una compresión del canal del parto, hecho que dificultaría el descenso del bebé.
2. La evacuación involuntaria de heces durante la fase de expulsión podría contaminar la zona estéril del parto, provocando una infección en el bebé.
3. La parturienta podría inhibirse y no empujar como es debido durante la fase de expulsión por miedo a evacuar sobre el médico que la está atendiendo.

Razonamientos en contra de los enemas

1. Si la mujer ha evacuado con normalidad durante las últimas 24 horas, o si no se aprecia una masa fecal dura en el recto de la futura madre cuando se realiza el examen interno, no tiene por qué producirse una compresión del canal del parto.
2. El uso de gasas estériles desechables para limpiar cualquier materia fecal que pueda ser expulsada durante el parto, una practica habitual en todos los hospitales y clínicas, elimina la posibilidad de que se produzca una contaminación o infección.
3. Es muy difícil que el niño contraiga una infección a causa de microorganismos intestinales.
4. Si la madre expulsa heces durante el parto, nadie se reirá ni se llevará las manos a la cabeza. El personal del hospital comprenderá mejor que la propia madre que haya ocurrido y se limitará a limpiar la zona inmediatamente.

IX. Cuidados y problemas principales después del nacimiento

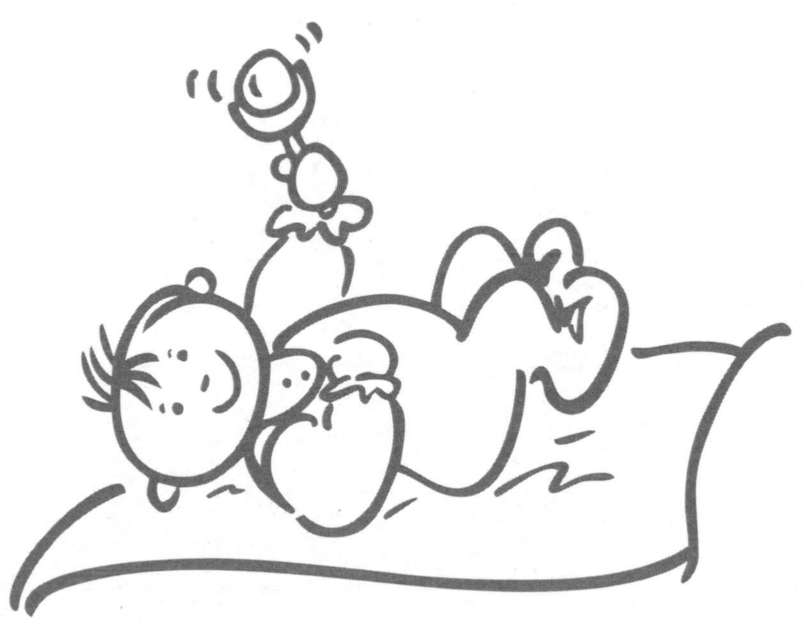

91

¿Qué es el test de Apgar?

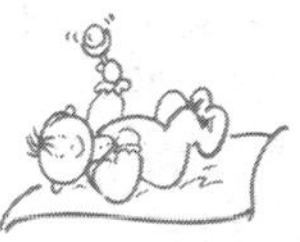

El test de Apgar, que fue creado por la doctora Virginia Apgar, una prestigiosa anestesióloga, permite a los médicos realizar una primera valoración acerca del estado de un bebé recién nacido. Por regla general se lleva a cabo cuando el pequeño tan solo tiene 60 segundos de vida y se repite a los cinco minutos. Entre un test y otro la puntuación puede variar. Los niños que nacen por cesárea suelen tener una puntuación más baja en el primero porque están un poco dormidos y atontados.

Puntuación en el primer test

- Si la puntuación es superior a 6, el niño está perfecto.
- Si la puntuación es entre 4 y 6, es probable que necesite ser reanimado. Se le aspirarán las vías aéreas y se le administrará oxígeno.
- Si la puntuación es inferior a 4, precisan técnicas de reanimación más radicales.

Aspectos que se valoran

1. El aspecto general del bebé, sobre todo el color que este presenta.
2. Su latido cardíaco, es decir, el número de pulsaciones por minuto.
3. Las muecas que es capaz de ejecutar, es decir, sus reflejos frente a distintas estimulaciones.
4. Su capacidad de actividad, que refleja el estado de su tono muscular.
5. La intensidad y regularidad de su respiración.

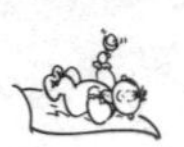

Puntuación en el segundo test

- Si la puntuación es de 7 o más elevada, las perspectivas del bebé son muy buenas.
- Si es menor de 7, el bebé se someterá a una estrecha vigilancia para detectar cualquier tipo de anomalía. Ello no significa, sin embargo, que el niño no pueda salir adelante.

Test de Apgar

Signo		**Puntos**	
	0	1	2
Aspecto (color)*	Pálido o azul	Cuerpo rosado, extremidades azules	Rosado
Pulso (latido cardíaco)	No detectable	Inferior a 100	Superior a 100
Mueca (irritabilidad reflejada)	Sin respuesta a la estimulación	Mueca	Llanto vigoroso
Actividad (tono muscular)	Flacidez (actividad nula o débil)	Algunos movimientos de las extremidades	Mucha actividad
Respiración	Nula	Lenta, irregular	Buena (llanto)

* En los bebés de color se examinará el color de las membranas mucosas de la boca, del blanco de los ojos, de los labios, de las palmas de las manos y las plantas de los pies.

92

Me han dicho que el posparto es muy duro

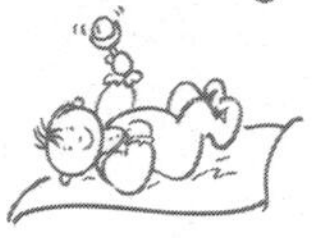

Por regla general, todo el mundo piensa en los nueve meses de embarazo, con sus posibles complicaciones y molestias, y en el esperado y temido momento del parto; pero son muy pocos los que se acuerdan del posparto y los síntomas que la recién estrenada madre experimentará. Ni tan siquiera los médicos suelen hacer demasiado hincapié en ello, al menos hasta que el niño ha nacido. Las extenuantes contracciones y el difícil trabajo de empujar al bebé durante la expulsión, no obstante, pueden dejar a la madre totalmente debilitada, especialmente si su parto ha sido largo y difícil. Pero aunque haya sido corto y relativamente fácil, la mujer experimentará una serie de molestias más o menos intensas que se prolongarán durante varios días.

Síntomas más habituales del posparto

1. Los loquios: pérdidas vaginales sanguinolentas que pueden llegar a ser muy intensas y presentar coágulos. Las más afortunadas solo las tienen durante una semana, pero para algunas es un trauma que dura hasta 30 o 40 días. Al principio suelen ser de color rojo intenso, luego se vuelven rosadas y al final son más bien blanquecinas.
2. Los entuertos: calambres abdominales que notamos cuando el útero se contrae al descender de nuevo hacia su posición normal.
3. Sensación de cansancio extremo y dolor generalizado; algo así como si nos hubieran dado una paliza.
4. Dolor y entumecimiento en la zona perineal, sobre todo si llevamos puntos de sutura. Ello puede resultarnos molesto al realizar acciones tan sencillas como sentarnos, andar, estornudar o toser.
5. Problemas para orinar los primeros días.
6. Estreñimiento causado por lo mucho que nos cuesta defecar durante los primeros días.

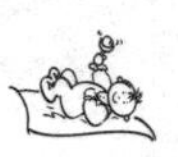

7. Sudoración abundante, especialmente los primeros días. Es la forma que tiene nuestro cuerpo de eliminar los líquidos que había ido acumulando durante el embarazo.
8. Debido a los esfuerzos realizados para expulsar al bebé, es posible que tengamos los ojos inyectados en sangre, o marcas oscuras alrededor de los ojos, en las mejillas y en otros lugares.
9. Dolor en la pelvis, debido al estiramiento, y en la zona del cóccix, por lesión de la musculatura de la parte baja de la pelvis o por fractura.
10. Problemas para respirar hondo.
11. Molestias y congestión en los pechos cuando se produce la subida de la leche.
12. Pezones doloridos o con grietas los primeros días que damos de mamar al bebé.
13. Angustia provocada por la inexperiencia, sobre todo cuando descubrimos que lo de dar de mamar no es tan fácil como pensábamos.
14. Miedo a volver a casa con ese nuevo ser con el que todavía no sabemos muy bien qué hacer.

93

¿Cuesta más recuperarse de una cesárea?

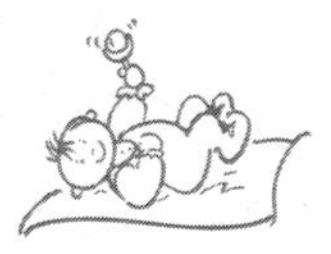

Las mujeres que son sometidas a una cesárea deben recuperarse por un lado del parto y por otro de una intervención quirúrgica, por lo que es probable que necesiten más tiempo para estar totalmente en forma. Su perineo está intacto, es cierto, pero experimentan todas las otras molestias características de un posparto vaginal: los entuertos, los loquios, la congestión de los pechos, el cansancio, los cambios hormonales, la pérdida de cabello, la transpiración excesiva y el llanto del bebé. Pero por si esto fuera poco, además deben enfrentarse con otro tipo de inconvenientes.

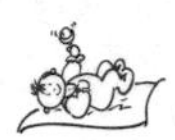

Molestias propias de la intervención quirúrgica

1. Dolor en la herida que le ha sido practicada.
2. Posibles náuseas y vómitos.
3. Si le ha sido practicada una anestesia general, todos los inconvenientes propios de esta.
4. Si tiene problemas para orinar, se le insertará una sonda.
5. Conexión a un gota a gota durante las primeras 24 horas.
6. La mujer no podrá beber nada hasta pasadas las primeras 24 horas y deberá esperar todavía más tiempo para empezar a comer.
7. Dolor en ciertas partes del cuerpo, por ejemplo en el hombro.
8. Es posible que sufra de estreñimiento.
9. No podrá levantarse de la cama hasta que el médico la autorice a ello.
10. Cuando ande por primera vez le dolerá mucho. Debe esforzarse en mantenerse lo más recta posible.
11. Molestias al toser, reír o estornudar.
12. No podrá ducharse ni bañarse hasta que no le saquen los puntos o estos se hayan absorbido.
13. Las primeras semanas la cicatriz estará sensible y dolorida. Puede sentir tirantez, un dolor breve y picor.
14. Entumecimiento del abdomen alrededor de la cicatriz durante varios meses.
15. Hinchazón del tejido de la cicatriz.
16. Posible infección de la herida.

Ejercicios y movimientos aconsejables

- En caso de anestesia general, realice ejercicios de respiración y tosa. Resultará doloroso, pero también muy beneficioso.
- Sin levantarse de la cama, mueva los dedos de los pies, flexione los tobillos, empuje con los pies contra el borde de la cama y gire el cuerpo de un lado a otro.
- Ejercicios destinados a fortalecer los músculos abdominales. Empezarán a realizarse cuando la mujer ya esté en casa. Para que sean efectivos deben efectuarse diariamente.

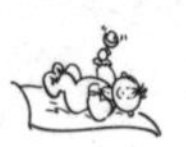

94

Tengo miedo de que se me infecten los puntos

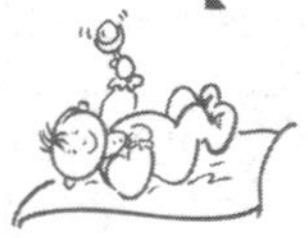

Si nos han practicado una episiotomía, o si hemos sufrido algún desgarro o laceración, la herida necesitará un tiempo prudencial para cicatrizarse totalmente, aproximadamente entre 6 y 10 días. Durante ese tiempo es normal que sintamos dolor e incluso picazón. Cabe la posibilidad de que los puntos se infecten, pero la verdad es que con unas medidas higiénicas adecuadas es muy poco probable que ocurra. Mientras permanezcamos en el hospital, el personal médico se encargará de vigilar la herida y de enseñamos a cuidar de ella cuando estemos en casa. Es importante que sigamos sus instrucciones ya que con ello evitaremos no solo una posible infección en la zona de la sutura, sino también en el tracto genital.

Normas básicas para la higiene perineal

1. Utilizaremos compresas higiénicas, preferiblemente de algodón. Nos la cambiaremos cada una o dos horas, para que la herida se mantenga seca y limpia. Nos aseguraremos de que queda bien fijada a la braguita, para que no se mueva.
2. Nos limpiaremos la zona con agua tibia cada vez que orinemos o defequemos, y cada vez que nos cambiemos la compresa. Después cogeremos una gasa estéril y la secaremos ligeramente dando unos golpecitos suaves. Para que la zona quede totalmente seca utilizaremos el secador del pelo.
3. No tocaremos la zona con las manos hasta que esté totalmente cicatrizada.
4. Si se infectara un punto o la herida tardara en cicatrizar, untaremos la zona con miel.

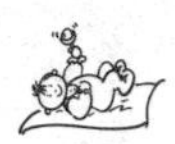

Otras sugerencias para aliviar las molestias del perineo

- Darse baños de asiento calientes o templados.
- Aplicarse compresas calientes directamente sobre la zona.
- Mojar una gasa estéril con agua de hamamelis fría y aplicarla sobre el área que está dolorida.
- Aplicar una bolsa de hielo sobre la zona afectada.
- Utilizar algún aerosol, crema o emplaste específico; hacerlo solo bajo prescripción médica.
- Intentar no estar mucho rato sentada o de pie, ya que ello aumenta la presión sobre la zona. Siempre que le sea posible, tiéndase sobre el costado.
- Siéntese sobre un cojín o sobre un neumático hinchado; antes de sentarse, contraiga los músculos de las nalgas.
- Realice los ejercicios perineales que recomendamos en el capítulo «¿Cuáles son los ejercicios de preparación al parto?». Estimulan la circulación de la zona, favorecen la cicatrización y mejoran el tono muscular. Al principio nos resultará doloroso o tendremos la sensación de que la musculatura de la zona ha desaparecido por completo, pero no debemos preocupamos; es algo perfectamente normal y pasajero.

95

Mi amiga lo pasó muy mal porque no conseguía orinar

Los problemas a la hora de orinar son una de las molestias típicas del posparto. Algunas mujeres no sienten la necesidad de hacerlo; otras sienten

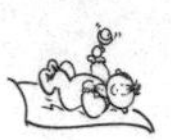

la necesidad pero no consiguen satisfacerla por mucho que se esfuercen; y las que logran orinar a menudo experimentan una desagradable sensación de dolor o quemazón. Pero por mucho que nos cueste, las enfermeras y el personal médico insistirán en ello ya que si no vaciamos la vejiga en un plazo de tiempo razonable aumentamos el riesgo de contraer una infección del tracto urinario, tenemos más probabilidades de sufrir una hemorragia y seremos más propensas a perder el tono muscular en la vejiga. Así pues, si transcurridas ocho o diez horas seguimos sin orinar, es posible que nos hagan un sondaje.

Cosas que podemos hacer para minimizar o resolver el problema

- Dar pequeños paseos por la habitación o por los pasillos del hospital; al principio nos resultará molesto, pero es altamente beneficioso.
- Si no podemos o no nos dejan levantarnos de la cama y hemos de orinar en un orinal, pediremos a las visitas que esperen fuera; nos sentiremos más cómodas y predispuestas.
- Mientras intentamos orinar, abriremos un grifo; normalmente el ruido del agua estimula la micción.
- Orinar de pie, en vez de sentadas; si el líquido no toca la zona de los puntos es muy probable que no sintamos ni quemazón ni dolor.

Causas que dificultan el vaciado de la vejiga

1. La mujer nota con menos frecuencia la necesidad de orinar porque de repente la vejiga dispone de más espacio y por tanto puede retener más cantidad de líquido.
2. La vejiga puede haber quedado temporalmente paralizada a causa de una contusión o golpe recibido durante el parto.
3. El dolor de la zona perineal puede provocar espasmos reflejos en la uretra dificultando la micción.
4. La hinchazón que presenta la zona perineal puede dificultar el vaciado de la vejiga.

5. Determinados fármacos o la propia anestesia pueden reducir la sensibilidad de la vejiga o hacer que la mujer no reciba las señales que esta le envía.
6. El hecho de tener que orinar tendida en la cama puede dificultar la micción.
7. El temor a sentir dolor o quemazón puede inhibir las ganas de orinar.

Las cistitis o infecciones del tracto urinario

Si pasadas las primeras 24 horas la mujer sigue teniendo problemas para orinar, es posible que sufra una cistitis. Los síntomas son: dolor y/o quemazón al orinar, incluso cuando la herida ya ha cicatrizado; necesidad frecuente de ir al lavabo, pero orinando cantidades muy pequeñas; un poco de fiebre.

96

Estoy convencida de que me saltarán los puntos

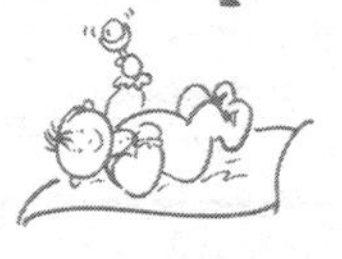

Otro de los problemas típicos del posparto es el miedo a ir de vientre. La mayoría de las mujeres están convencidas de que, si aprietan o realizan algún esfuerzo excesivo, los puntos saltarán y la herida quedará abierta. Este temor, sin embargo, es totalmente infundado. En primer lugar, el ano está suficientemente separado de la zona donde se ha practicado la episiotomía como para que una cosa no influya en la otra; en segundo lugar, los puntos que se utilizan para suturar este tipo de heridas son especial-

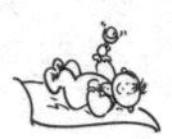

mente seguros, ya que se atan hasta un total de cuatro veces para impedir que puedan soltarse o saltar. Así pues, lo mejor que podemos hacer si sufrimos de estreñimiento durante los primeros días es tranquilizarnos, tratar de conocer las razones fisiológicas que lo provocan y tener claro que el problema no son precisamente los puntos.

Algunas medidas a tener en cuenta

1. A veces la dieta del hospital no es la más adecuada para solucionar este tipo de problema. Pediremos a alguien de confianza que nos traiga determinados alimentos de fuera del hospital. Entre los más aconsejados están:

- Los cereales integrales.
- Las frutas y verduras frescas.
- Las pasas y las nueces.
- Las galletas integrales.
- Los bollos de salvado.
- Las semillas de lino.

2. Beberemos una gran cantidad de líquidos, sobre todo agua y zumos de fruta naturales.
3. Pasearemos por la habitación y por los pasillos del hospital.
4. Practicaremos los ejercicios aconsejados para después del parto que aparecen en el capítulo siguiente.
5. Trataremos de no realizar esfuerzos innecesarios ya que ello podría provocar la aparición de hemorroides.
6. Nos lo tomaremos con calma y buen humor ya que preocupándonos tan solo conseguiremos empeorar las cosas.

Factores fisiológicos que pueden dificultar la evacuación

- La distensión y flaccidez de los músculos abdominales, una consecuencia habitual del parto, puede dificultar la eliminación de las heces.

- Cabe la posibilidad de que el intestino haya quedado traumatizado a causa del parto.
- Si antes del parto nos practicaron un enema y no hemos tomado ningún alimento sólido, es normal que no vayamos de vientre.

97

¿Recuperaré algún día mi antigua silueta?

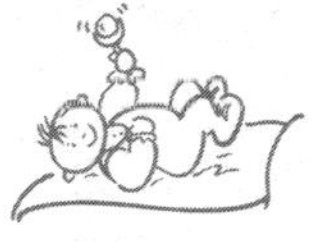

Al dar a luz, la mujer suele perder unos cinco kilos y medio aproximadamente. Esto significa que, por mucho que haya engordado lo mínimo y por pocos centímetros que haya aumentado, al salir de la clínica su cuerpo seguirá sin ser el de antes de estar embarazada. Con un programa de ejercicios adecuado y si seguimos una dieta sana y equilibrada, no obstante, en un par de meses deberíamos haber recuperado nuestra antigua silueta.

Ejercicios que podemos realizar 24 horas después del parto

Después del parto, los músculos del perineo y la pared abdominal quedan muy castigados, y el vientre está blando y flácido. No debemos alarmamos ni desesperarnos, pero tampoco esperar que el problema se solucione solo. El programa básico que detallamos a continuación está pensado para mujeres que han tenido un parto vaginal sin complicaciones y puede ayudarnos a iniciar el proceso de recuperación. Antes de hacer nada, sin embargo, consultaremos siempre a nuestro tocólogo (para más información sobre estos ejercicios, consúltese el capítulo «¿Cuáles son los ejercicios de preparación al parto?»).

En una segunda fase, cinco o seis semanas después del parto, cuando los órganos hayan vuelto a ocupar su posición inicial y siempre que el

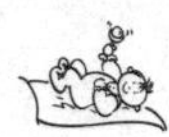

médico haya comprobado que la musculatura de nuestro suelo pélvico es la adecuada, podremos iniciar un programa de ejercicios más completo y activo, como por ejemplo el que incluimos a continuación. También es el momento indicado para volver a hacer actividades como pasear, nadar y montar en bicicleta.

Ventajas del ejercicio durante el posparto

- Nos ayuda a controlar la orina y a evitar los problemas de incontinencia.
- Hace menos probable el descenso de los órganos pélvicos.
- Facilita las relaciones sexuales.
- Reduce los dolores de espalda.
- Nos hace menos propensas a las venas varicosas.
- Evita que tengamos calambres en las piernas.
- Nos ayuda a controlar el edema.
- Reduce el riesgo de formación de coágulos en las venas.
- Mejora la circulación.
- Facilita la recuperación de los músculos uterinos, abdominales y pélvicos.
- Acelera la recuperación de las articulaciones, evitando que se debiliten y queden distendidas.
- Hará que nos sintamos más fuertes, seguras y capaces, y por tanto menos propensas a sufrir una depresión posparto.

Algunas recomendaciones a tener en cuenta antes de empezar

1. Evite forzar la máquina en exceso; nunca debe sentir dolor muscular. Es preferible que empiece por los ejercicios más suaves. Si exagera, al día siguiente le dolerá todo y lo más probable es que opte por no hacer ejercicio.
2. Haga los ejercicios a diario. Es preferible que le dedique entre 15 y 20 minutos dos o tres veces al día, que una hora cada dos días.
3. Concéntrese en los músculos que quiera hacer trabajar. Repetir los ejercicios maquinalmente no sirve de nada.

4. Bastará con repetir cada ejercicio unas diez veces.
5. Trate de hacerlos cuando ya haya hecho la digestión.
6. Ejecute los ejercicios sin prisas y lentamente, respirando profundamente todo el rato.
7. Descanse unos segundos entre ejercicio y ejercicio; de este modo sus músculos tendrán tiempo de tonificarse.
8. Después de realizar los ejercicios intente relajarse durante cinco minutos. Cierre los ojos y sienta el peso de todo su cuerpo, como si fuera a hundirse en el suelo.
9. No permita que los cuidados del bebé le impidan hacer los ejercicios. A su pequeño le encantará estar tendido sobre su barriga mientras usted hace los ejercicios.

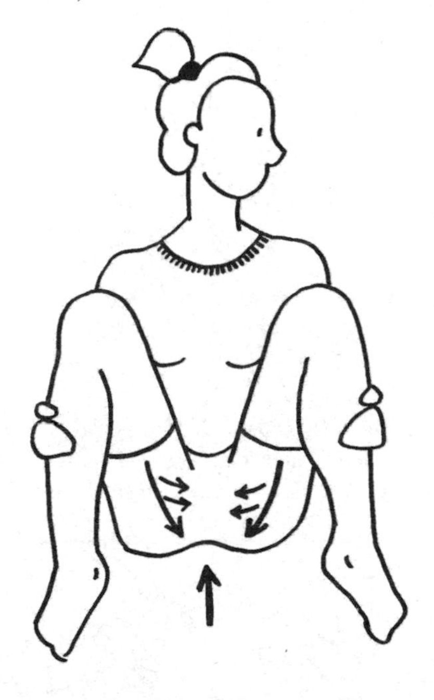

EJERCICIO DE CONTRACCIÓN DEL PERINEO
Haga contracciones selectivas del perineo, sin contraer el abdomen. Apriete el perineo contando hasta tres, en 5 contracciones seguidas sin respirar. Repítalo unas cuatro veces diarias.
En posición estirada y boca arriba, con las piernas flexionadas, aumente el número de contracciones hasta llegar, una semana después del parto, a las 100 contracciones diarias en tandas de 10 (contracción de 4 segundos y descanso de 8).

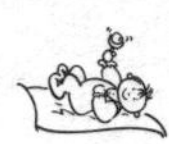

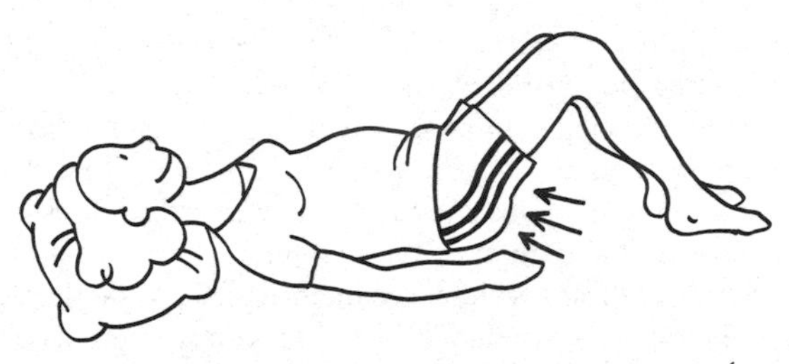

EJERCICIOS PARA LA MUSCULATURA DEL SUELO PÉLVICO
A partir de los siete días del parto, realice 100 contracciones diarias en tandas de 10, estirada boca arriba, sentada o de pie.

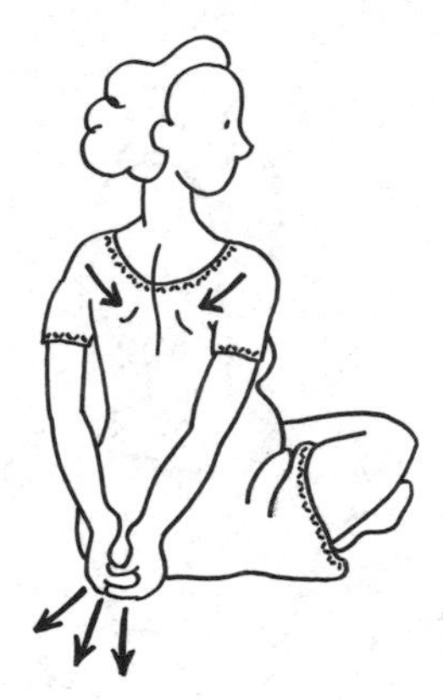

EJERCICIO PECTORAL-DORSAL-PERINEAL
Haga presión con las manos detrás de la espalda diez veces antes de dar de mamar al recién nacido. Repítalo otras veces después de alimentar al bebé.

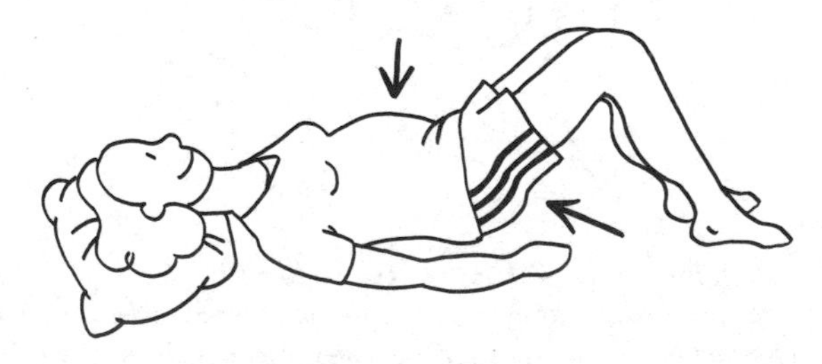

EJERCICIO DE BASCULACIÓN PÉLVICA
Al tomar el aire, contraiga vientre, nalgas y genitales, haciendo que toda la columna toque el suelo. Al expulsar el aire, relaje las zonas contraídas. Repítalo unas veinte veces.

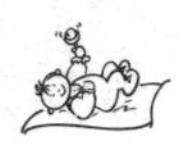

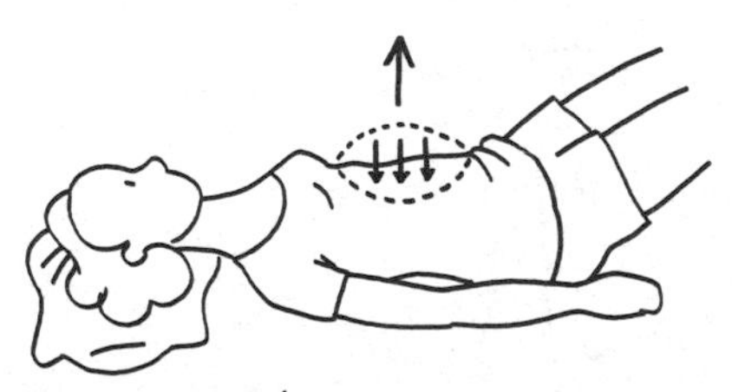

EJERCICIO DE RESPIRACIÓN ABDOMINAL
Estirada boca arriba, sentada o de pie, expulse el aire contrayendo el abdomen y el perineo. Mantenga la posición contando hasta 5. Tome aire para descansar. Repítalo unas veinte veces.

OTROS EJERCICIOS

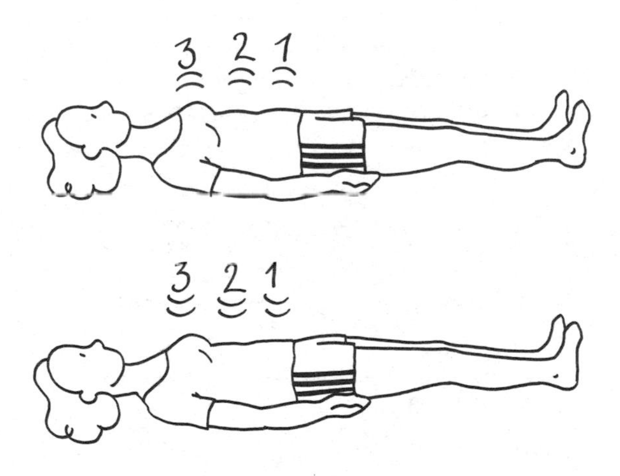

EJERCICIO 1
La posición de partida es: tumbada boca arriba, con la barbilla metida hacia dentro, las piernas extendidas y juntas, y los brazos a lo largo del cuerpo con las palmas hacia arriba. Tome aire por la nariz sin arquear la espalda, hinchando primero el vientre, después las costillas y finalmente la caja torácica. Se expulsa el aire lentamente por la nariz, pegando la espalda al suelo y contrayendo progresivamente el vientre hasta que termine la espiración. Repítalo unas diez veces.

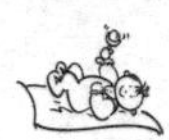

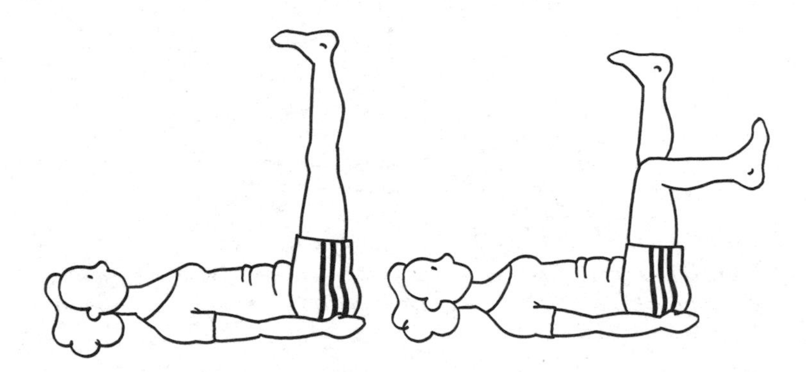

EJERCICIO 2

La posición de partida es: echada boca arriba, barbilla metida, brazos extendidos a lo largo del cuerpo con las palmas hacia arriba, y las piernas dobladas y juntas sobre el vientre sin que los pies toquen el suelo.
Extienda una pierna verticalmente, con la punta del pie hacia sí, la rodilla extendida y la espalda tocando el suelo. Después, sin bajar la anterior, haga lo mismo con la otra pierna. Mantenga la posición durante el mayor tiempo posible.
Vuelva a la posición de partida y repítalo unas diez veces.

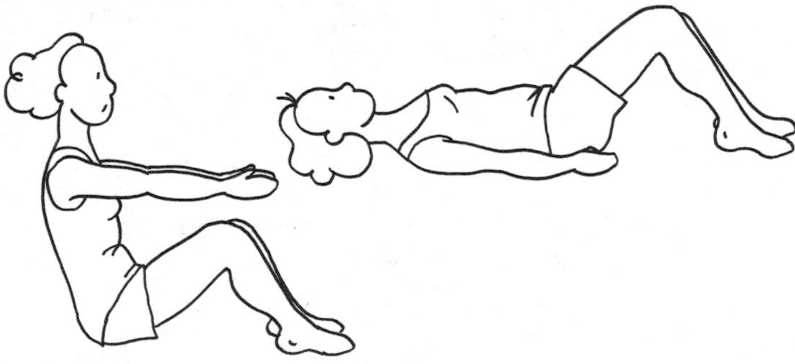

EJERCICIO 3
Posición inicial: tumbada boca arriba, con las piernas juntas y flexionadas, los pies apoyados en el suelo (ayudándose de un mueble para afianzarlos), la barbilla metida y los brazos extendidos a lo largo del cuerpo.
Expulse el aire al tiempo que alza la cabeza y el busto, sin apoyarse en los codos, extendiendo los brazos en paralelo hacia delante y contrayendo los abdominales.
Mantenga la posición durante el mayor tiempo posible.
Vuelva lentamente a la posición inicial. Tome aire extendiendo la parte superior de la espalda y la nuca. Repita el ejercicio unas tres veces. Finalice con una relajación.

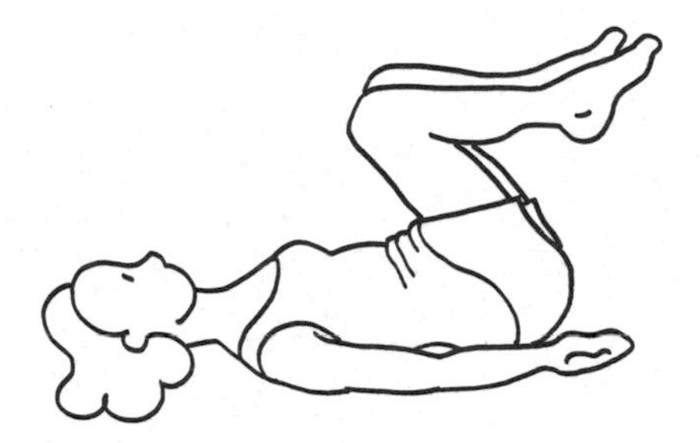

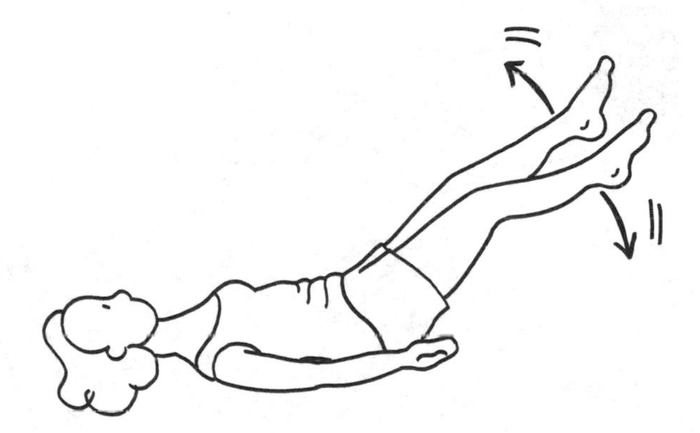

EJERCICIO 4
Posición inicial igual que en el ejercicio 2. Practique ejercicios de «tijeras», procurando mantener siempre la espalda en contacto con el suelo. Extienda las piernas, haciendo pequeños avances y retrocesos de cada una de ellas alternativamente. Repítalo unas diez veces.
Sin flexionarlas, haga cruces laterales de ambas piernas. Repítalo unas diez veces. Finalice con una relajación.

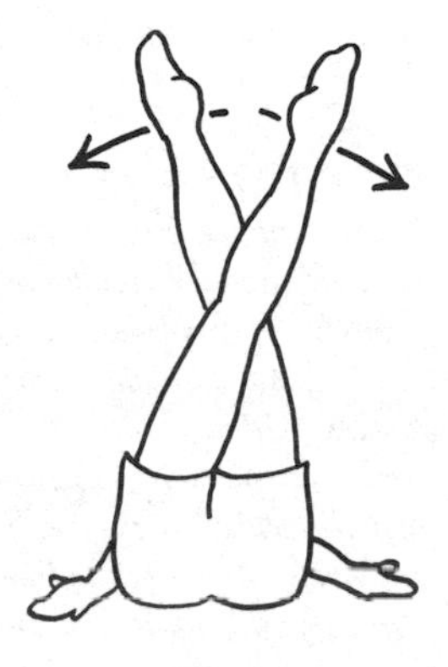

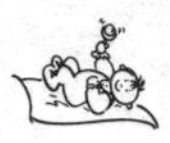

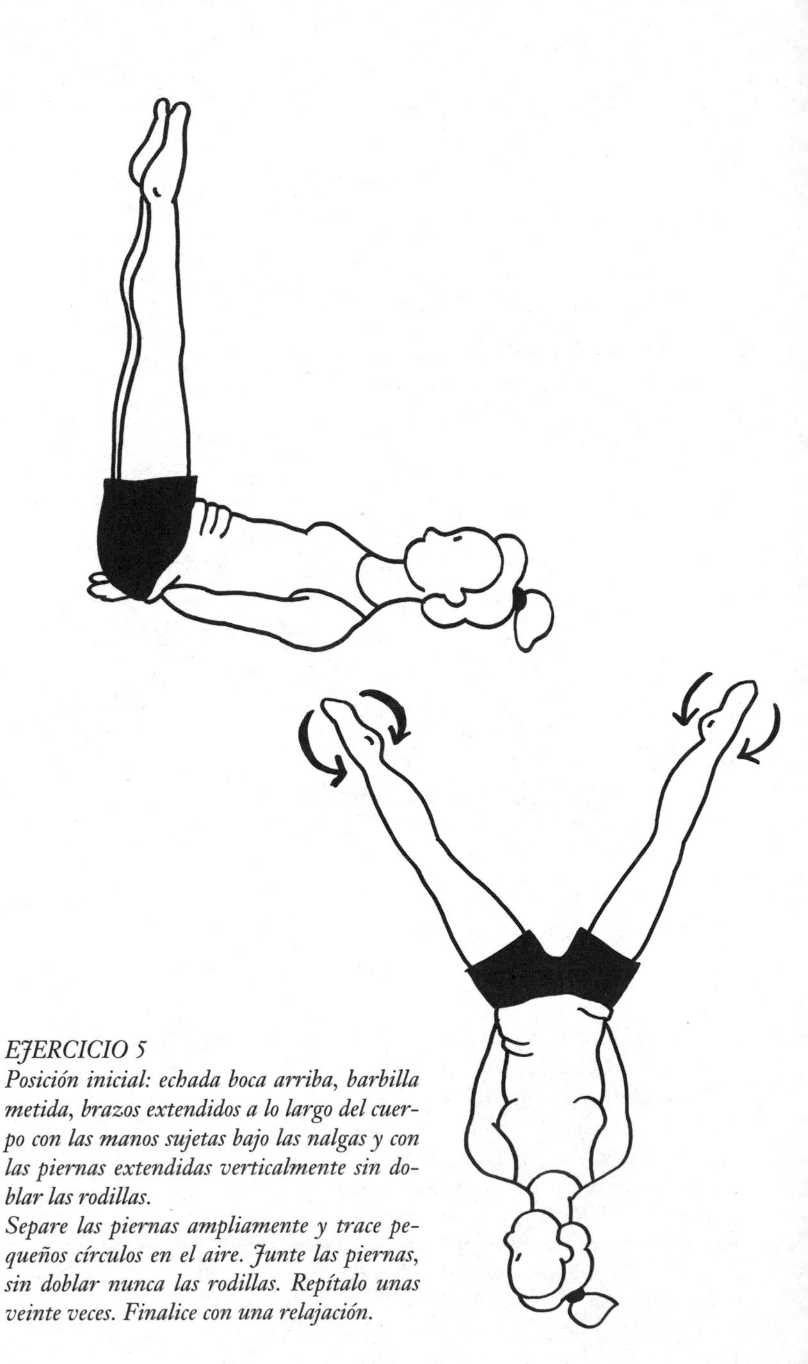

EJERCICIO 5
Posición inicial: echada boca arriba, barbilla metida, brazos extendidos a lo largo del cuerpo con las manos sujetas bajo las nalgas y con las piernas extendidas verticalmente sin doblar las rodillas.
Separe las piernas ampliamente y trace pequeños círculos en el aire. Junte las piernas, sin doblar nunca las rodillas. Repítalo unas veinte veces. Finalice con una relajación.

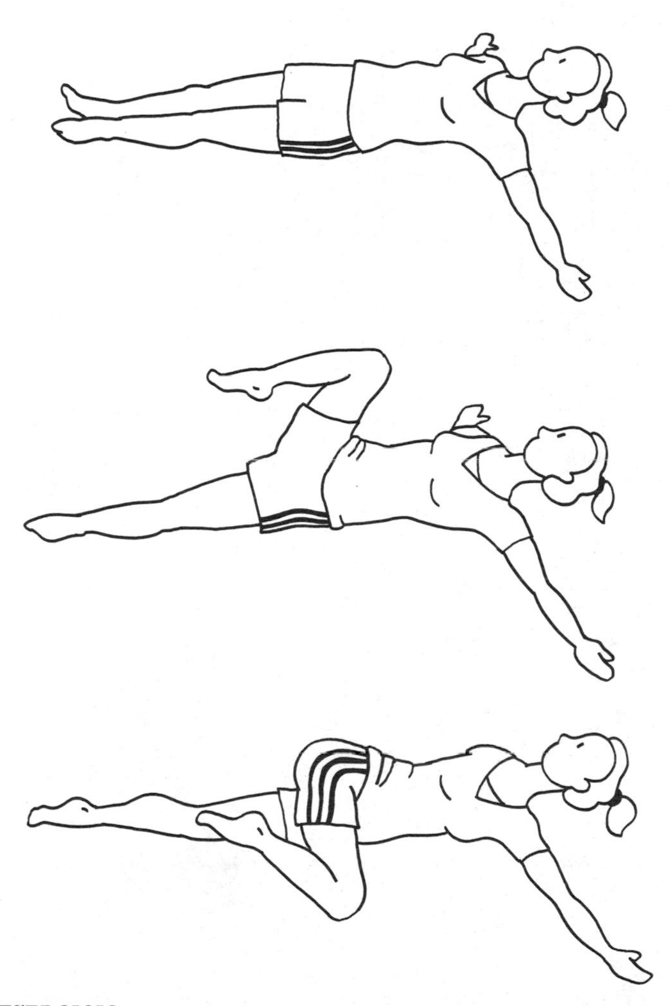

EJERCICIO 6
Posición inicial: tumbada boca arriba, barbilla metida, piernas estiradas y juntas, brazos en cruz a la altura de los hombros, y palmas de las manos hacia arriba.
Expulse el aire lentamente flexionando la rodilla hacia el pecho.
Al tomar aire, cruce dicha rodilla hacia el lado opuesto hasta tocar el suelo, con los hombros siempre pegados al suelo. Mantenga la posición durante veinte segundos y después repita la operación con la otra pierna.

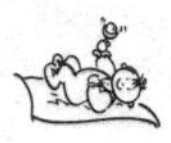

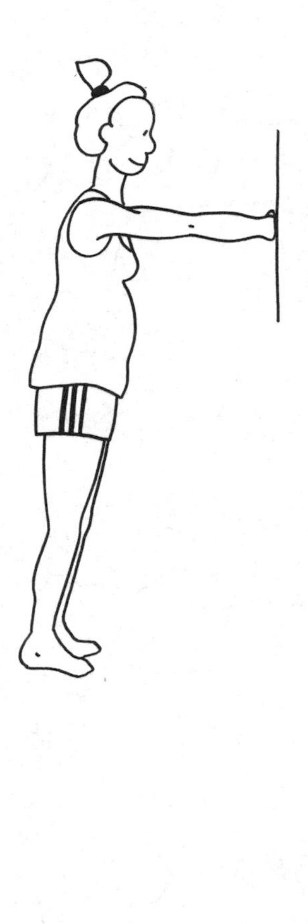

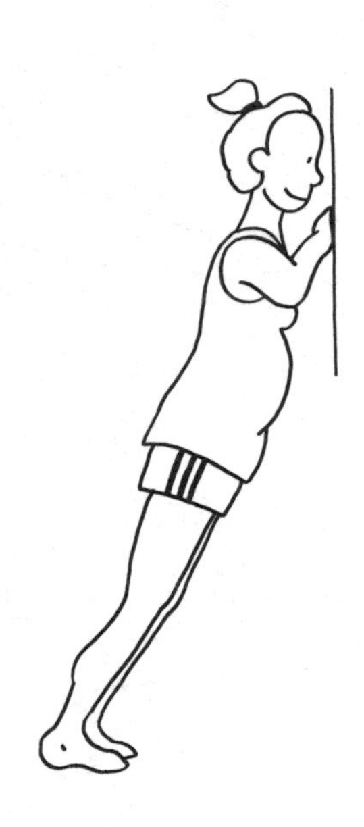

EJERCICIO 7

Posición inicial: de pie ante una pared, a una distancia un tanto inferior a la de los brazos extendidos; pies en paralelo, ligeramente separados; manos apoyadas en el muro, a la altura de los hombros y con los dedos enfrentados. Durante todo el ejercicio la espalda ha de estar recta; el vientre, metido, y los glúteos, contraídos. Tome aire flexionando los brazos hasta tocar la pared con la punta de la nariz. Expulse el aire extendiendo los brazos y retornando a la posición original. Repítalo unas quince veces muy lentamente.

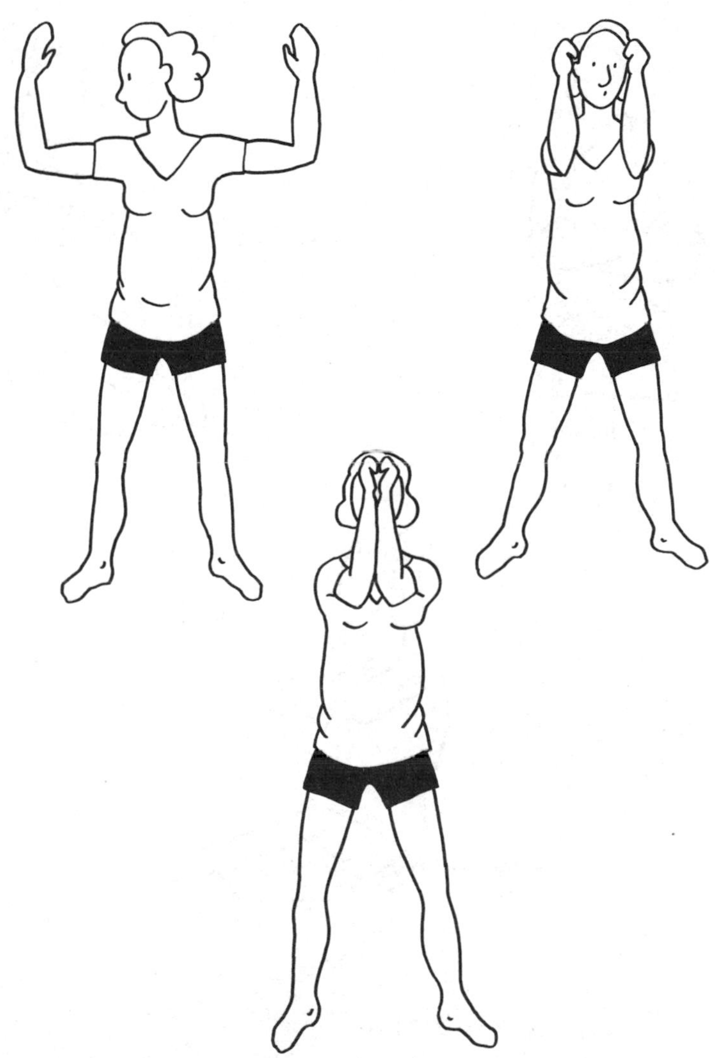

EJERCICIO 8
Posición inicial: de pie, espalda recta, vientre metido, nuca estirada y pies ligeramente separados.
Inspire abriendo los brazos en cruz y doblados formando un ángulo recto. Espire acercando los antebrazos hasta que se toquen delante del cuerpo. Tome aire volviendo lentamente al punto de partida. Repítalo unas veinte veces.

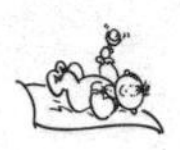

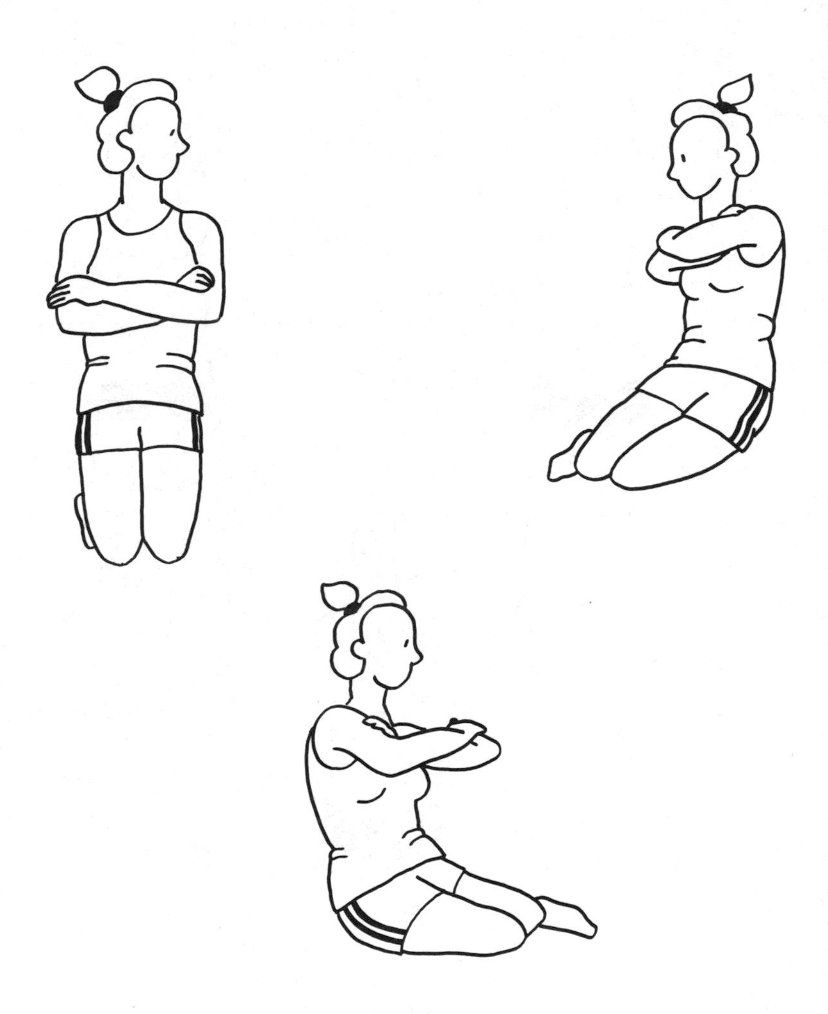

EJERCICIO 9
Posición inicial: de rodillas, espalda y bustos erguidos, barbilla metida y brazos cruzados a la altura del pecho.
Expulse el aire sentándose sobre el lado derecho. Tome aire volviendo a la postura inicial. Espire sentándose hacia el lado izquierdo, y así sucesivamente. Repítalo unas veinte veces.

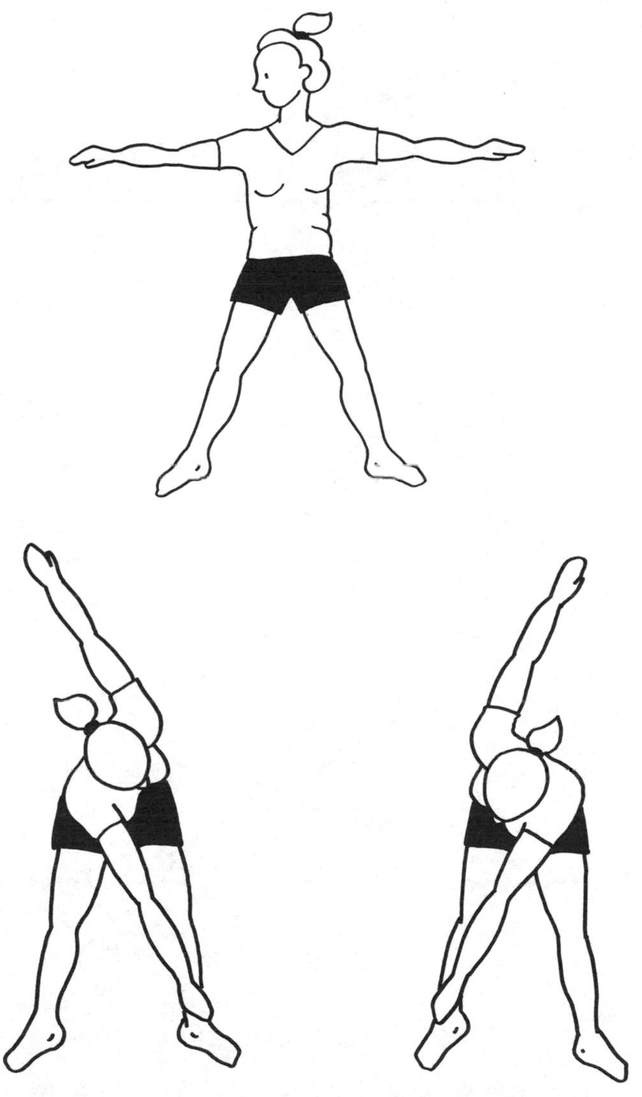

EJERCICIO 10
Posición inicial: de pie, espalda recta, piernas extendidas y ligeramente separadas, y brazos en cruz a la altura de los hombros.
Toque el pie izquierdo con la mano derecha (sin doblar las rodillas), manteniendo el brazo izquierdo alzado. Alterne los movimientos. Repítalo unas veinte veces.

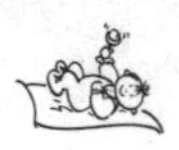

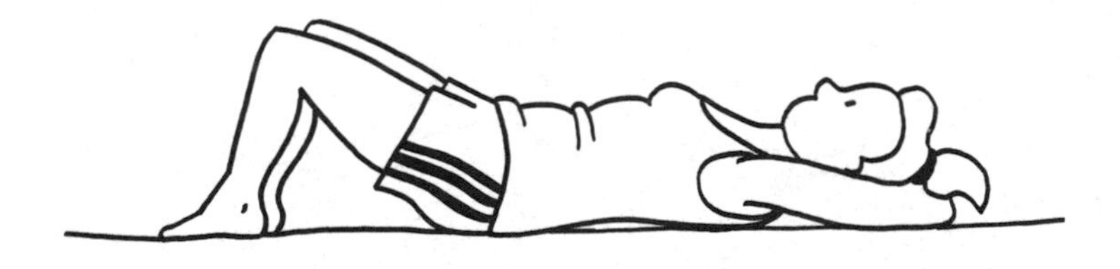

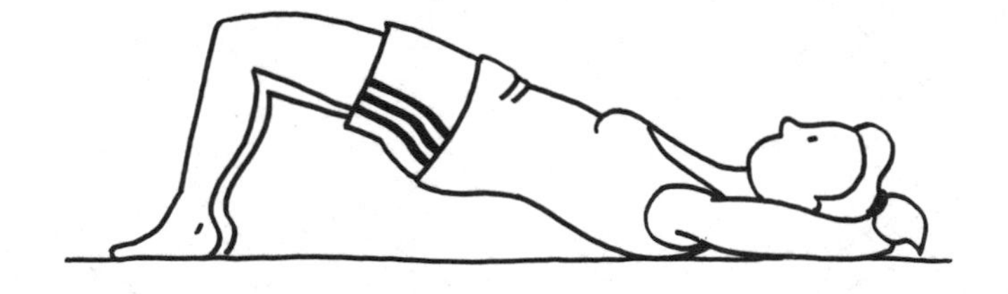

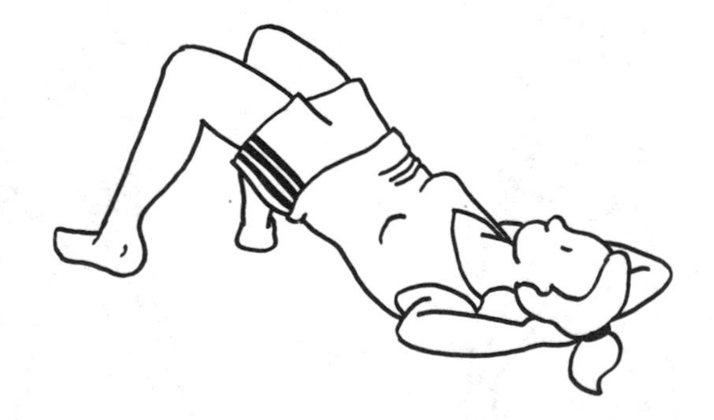

EJERCICIO 11
Posición inicial: tumbada boca arriba, codos doblados con las manos recogidas bajo la nuca, piernas flexionadas y ligeramente separadas, plantas de los pies tocando el suelo y nalgas un tanto despegadas del suelo.
Tome aire alzando las nalgas, apretándolas al máximo. Mantenga la posición sin forzar. Expulse el aire mientras vuelve al punto de partida. Repítalo unas diez veces.

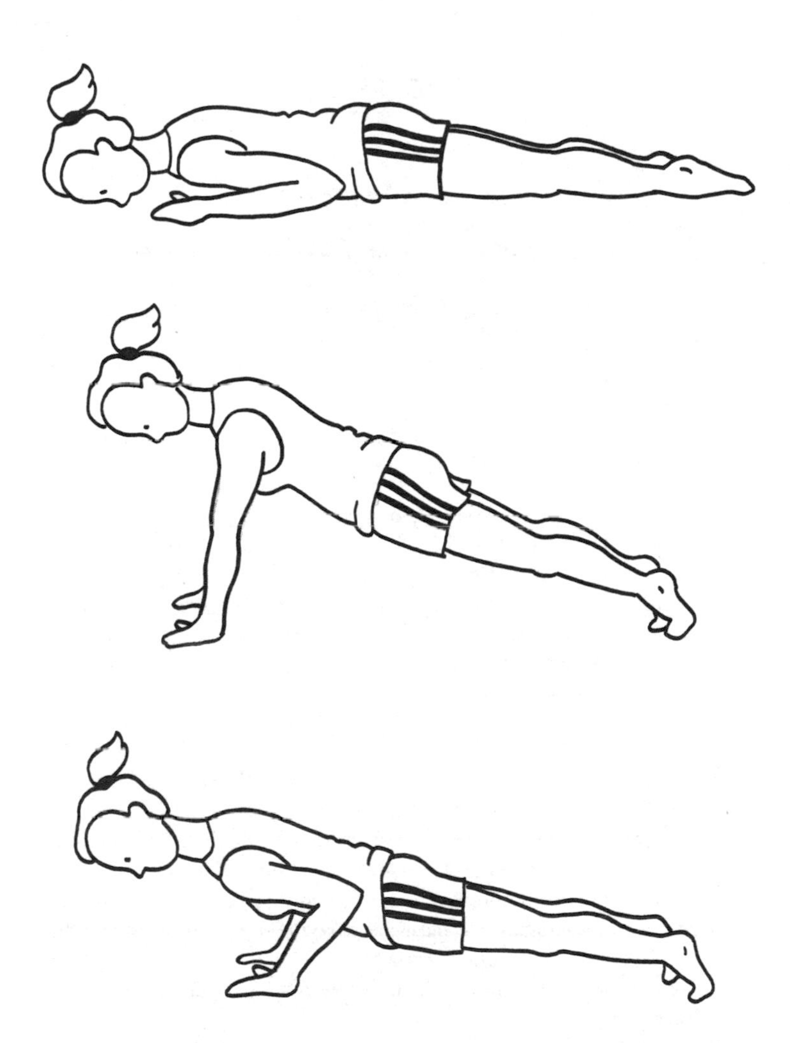

EJERCICIO 12

Posición inicial: echada boca abajo, frente apoyada en el suelo, brazos doblados, vientre metido y espalda relajada.

Inspire mientras hace fuerza con las manos sobre el suelo para elevar el cuerpo. Mantenga la posición con los brazos extendidos durante el mayor tiempo posible. Después flexione ligeramente los brazos hasta que el pecho y el pubis queden a pocos centimetros del suelo. Cuente hasta 5 y vuelva a extender los brazos. Repita la operación unas cinco veces. Finalice con una relajación.

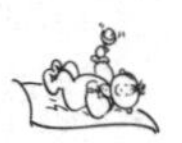

98

Una vez en casa, ¿cómo sabré si mi recuperación es normal?

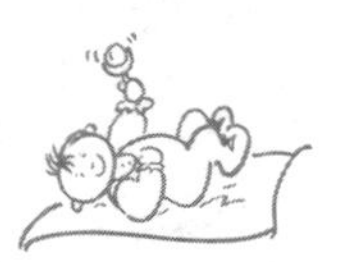

Se ha hablado tanto del posparto y de las molestias que la mujer experimentará que lo más probable es que esta esté dispuesta a soportar cualquier dolor o inconveniente como parte normal del proceso. Hay síntomas, sin embargo, que indican una complicación puerperal y que, por lo tanto, deben ser comunicados al médico y tratados de inmediato. Lo más sensato es estar un poco alerta y tener claro qué cosas pueden considerarse normales y qué cosas no.

Síntomas que indican que algo va mal

1. Si tenemos una hemorragia más intensa de lo normal, es decir, que sature más de una compresa por hora durante varias horas. Si al levantarnos de la cama por la mañana o en algún momento puntual perdemos más sangre de lo habitual pero luego la hemorragia se detiene, no tenemos por qué alarmarnos.
2. Si a partir del cuarto o quinto día las hemorragias siguen siendo de color rojo intenso.
3. Si las pérdidas vaginales dejan de oler como un flujo menstrual normal y empiezan a desprender un olor desagradable.
4. Si descubrimos un coágulo de sangre grande, del tamaño de un huevo o incluso mayor, en la compresa. No nos pondremos nerviosas, sin embargo, por los pequeños coágulos ocasionales.
5. Si durante las dos primeras semanas no manchamos ni una sola compresa.
6. Si pasados los primeros días seguimos experimentando dolor o molestias en la parte baja del abdomen.

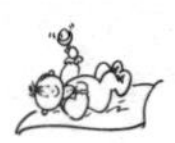

7. Si allí donde tenemos la incisión de la cesárea experimentamos hinchazón, enrojecimiento, calor o exudación.
8. Si tenemos fiebre superior a los 37,5 grados durante más de un día. No nos preocuparemos, no obstante, si la fiebre coincide con la subida de la leche.
9. Si sentimos un dolor intenso en la zona pectoral, ya que podría indicar la presencia de coágulos sanguíneos en los pulmones.
10. Si detectamos una protuberancia o zona endurecida en uno de los pechos, ya que algún conducto de la leche podría estar obstruido.
11. Si uno de los pechos nos duele más de lo habitual, se enrojece, está caliente o especialmente sensible, ya que podríamos haber contraído una mastitis.
12. Si experimentamos sensación de dolor o calor en algún punto del muslo o la pantorrilla, ya que se nos podría haber formado un coágulo sanguíneo en alguna vena de la pierna.
13. Si nos cuesta orinar o experimentamos sensación de dolor o escozor al hacerlo, si tenemos que orinar con frecuencia pero la cantidad es siempre muy pequeña, o si la orina es muy oscura.

99

Me cuesta mucho pensar en hacer el amor

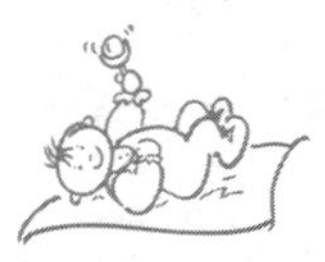

El sexo requiere dedicación y energía, algo que cuando se acaba de tener un hijo resulta difícil de encontrar. El deseo sexual mengua a causa de las noches en vela y de las infinitas exigencias del bebé. Por si esto fuera poco, la madre todavía no se ha recuperado por completo del trabajo del parto: su musculatura todavía no tiene el tono adecuado, sus hormonas siguen reajustándose y en su mente se mezclan nuevos temores y responsabilidades. Así pues, es normal que durante algún tiempo las relaciones sexuales de la pareja no sean como solían ser antes del embarazo. Se trata de una fase pasajera; pueden estar seguros

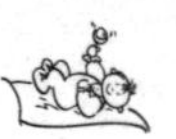

de que recuperarán tanto su deseo sexual como su pasión; es tan solo una cuestión de tiempo.

Causas de la falta de apetito sexual

- Los cambios hormonales que siguen al parto provocan una suspensión de la producción de elementos lubricantes, sobre todo si la mujer ha decidido amamantar a su hijo. Así pues, la vagina estará particularmente seca durante algún tiempo.
- La mujer no se siente nada atractiva a causa de su aspecto: el vientre flácido, los pezones agrietados, algunos kilos de más.
- Tanto él como ella están exhaustos: la falta de sueño y, en el caso de la madre, las secuelas del parto y el esfuerzo energético que implica amamantar a un niño, hacen que no les queden fuerzas para prácticamente nada más.
- Miedo a sentir dolor en el caso de la mujer y miedo a hacer daño en el caso del hombre. Si durante el parto ella fue sometida a una episiotomía o sufrió alguna laceración, el dolor es perfectamente normal; si está localizado en un punto muy preciso, deberemos comentárselo al médico.
- Las paredes de la vagina todavía están muy dilatadas, por lo que las sensaciones tanto de él como de ella son muy distintas.

Algunos consejos que pueden funcionar

1. Utilizar algún producto lubricante para compensar la sequedad de la vagina y evitar el posible dolor.
2. Utilizar preservativos; además de estar lubrificados evitarán que vuelva a quedarse embarazada.
3. Cuando esté con su pareja, olvídese del bebé. Ahora son padres pero eso no significa que hayan dejado de ser un hombre y una mujer.
4. Realizar los ejercicios perineales recomendados para el posparto con el fin de fortalecer la musculatura de la zona.
5. Si la penetración no resulta placentera, podemos probar con la masturbación o el sexo oral.
6. Explicaremos a nuestra pareja qué cosas nos duelen y qué cosas no.

7. Tomar un vasito de vino antes de hacer el amor.
8. Probar distintas posiciones hasta encontrar la apropiada.
9. Hablar con el médico para que nos recete una crema de estrógenos; aliviará el dolor y la sensibilidad extrema.

100

¿Leche materna o biberón?

No cabe ninguna duda de que, en principio, la leche materna resulta más aconsejable que el biberón. Eso no quiere decir, sin embargo, que si optamos por la leche artificial estemos perjudicando a nuestro hijo. Será tan feliz y tan fuerte como otro niño cualquiera. Lo más sensato es informarse, valorar tranquilamente todos los pros y los contras y decidir libremente qué opción nos apetece o nos conviene más.

Ventajas de la leche materna

1. Contiene ingredientes que no se encuentran en ninguna leche artificial ni en la leche de vaca.
2. Los nutrientes que contiene responden a las necesidades concretas del lactante, adaptándose a su grado de desarrollo y crecimiento.
3. Resulta más fácil de digerir porque tiene menos proteínas y porque su grasa es más digestiva.
4. Muy pocos recién nacidos son alérgicos a ella.
5. No suele provocar ni estreñimiento ni diarrea.
6. Contiene menos fósforo.
7. El calostro —que aparece los primeros días— tiene un valor nutritivo muy alto y contiene unas proteínas especiales que protegen al recién nacido de las posibles infecciones; se trata de anticuerpos producidos por el organismo materno que transmiten al pequeño las

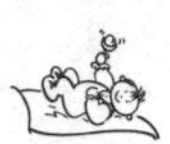

defensas de su progenitora. Por esto los niños a los que se da el pecho suelen enfermar menos durante los primeros meses de vida.

8. No suele provocar un problema de exceso de peso ni en el lactante, ni cuando este alcanza la edad adulta.
9. Tiene una cantidad tres veces menor de sales minerales que la leche de vaca.
10. La madre que amamanta a su hijo suele recuperar más fácilmente su peso ideal; si seguimos una dieta equilibrada y nutritiva, mientras demos de mamar quemaremos las reservas de grasa que hayamos podido acumular durante el parto.
11. Hace que el vínculo madre-hijo sea más estrecho y gratificante.
12. Evita posibles sensibilizaciones que más tarde, cuando llegue el momento del destete, pueden provocar crisis alérgicas de cierta gravedad.
13. No debe prepararse, ni esterilizarse ni recalentarse.
14. Es práctica, la tenemos siempre a mano y permite al pequeño regular la cantidad que debe o necesita tomar.
15. Es mucho más económica.
16. La succión precoz favorece la producción de la sustancia que estimula la recuperación del útero.

Dar el pecho al bebé

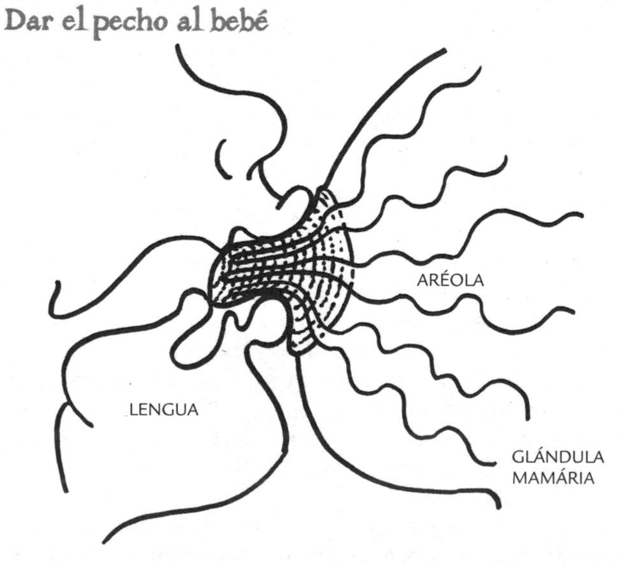

La madre debe procurar que el bebé tome con la boca no solo el pezón, sino también la aréola Así el lactante podrá extraer toda la leche sin causar dolor a la madre.

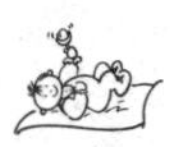

Algunos consejos generales

- Siempre que sea posible, habría que dar de mamar al recién nacido en la misma sala de partos o al poco rato de haber dado a luz. Bastará con que le pongamos unos cinco o diez minutos en cada pecho; ello permitirá a nuestro hijo desarrollar el reflejo de succión y favorecerá la subida de la leche. Nos iremos mucho más tranquilas a casa si hemos empezado a producir leche mientras estábamos en la clínica, donde resulta mucho más fácil resolver cualquier tipo de duda o anomalía.
- Vale la pena intentar amamantar al bebé; piense que siempre está a tiempo de dejarlo y pasarse al biberón.
- Las primeras semanas no resultarán fáciles ya que tanto la madre como el bebé deben aprender y acoplarse el uno al otro. Intente ser paciente y no sea excesivamente dura consigo misma.
- Si tiene los pezones invertidos, no tire la toalla antes de tiempo. Pruebe a mojarse los pechos con agua fría para que los pezones se pongan erguidos. Si no funciona, pruebe con un extractor de leche mecánico; extráigase la leche y désela al pequeño con un biberón, preferiblemente con la tetina de látex.
- Mientras esté en el hospital, no permita que le den agua azucarada o glucosa al bebé.
- Si el niño llora o está nervioso, antes de empezar a darle de mamar acúnelo y tranquilícelo.
- Si no sabe cómo hacerlo, pida ayuda al personal del hospital o a su comadrona. Estarán encantados de colaborar.
- Antes de dar el pecho, relájese. Adopte siempre una posición que le resulte cómoda; de lo contrario acabará con la espalda destrozada.
- Para mantener el pezón erecto, utilice el pulgar y el índice.
- Para desencadenar el reflejo de búsqueda del bebé, coloque el pezón en la mejilla del pequeño, rozando la comisura de su boca.
- Deje que sea él el que tome la iniciativa.
- Asegúrese de que la nariz del bebé no queda taponada por el pecho; sepárelo ligeramente con un dedo para que pueda respirar con normalidad.
- Tanto la aréola como el pezón deben quedar dentro de la boca del bebé (véase ilustración). Si solo succiona el pezón no conseguirá comprimir las glándulas y no obtendrá leche. Además, a la madre le dolerá y es probable que le salgan grietas en los pezones.

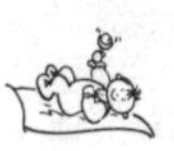

Ventajas del biberón

1. La madre se siente menos atada: puede volver antes a su ritmo de vida anterior.
2. La alimentación del bebé pasa a ser una tarea compartida entre el padre y la madre ya que tanto uno como el otro pueden preparar y dar un biberón.
3. No interfiere en la vida sexual de la pareja: los pechos siguen siendo un órgano erótico y la vagina no presenta la falta de lubricación típica de las madres que dan de mamar.
4. La mujer puede dejar de controlar lo que come; también puede volver a fumar y a beber alcohol.

Mujeres que no pueden dar de mamar

- Las que sufren una enfermedad grave, como una hepatopatía, una cardiopatía grave, determinadas infecciones, etc.
- Las que están extremadamente delgadas o padecen una anemia grave.
- Aquellas que, debido a un desequilibrio hormonal, no producen nada de leche (sí tienen pero la cantidad resulta insuficiente), pueden darle el pecho y luego un suplemento de leche artificial.
- Aquellas cuyo hijo es demasiado inmaduro como para chupar (de todos modos es posible extraer la leche de la madre y guardarla varios días o incluso congelarla para cuando pueda empezar a tomarla).
- En algunos casos muy concretos, cuando el niño pierde peso y no se desarrolla como debiera.
- Las que contraen una mastitis; la lactancia materna se interrumpirá tan solo temporalmente, hasta que los pechos hayan dejado de doler. Mientras tanto, podemos extraer la leche con un extractor mecánico y dársela con un biberón.
- Aquellas que deben tomar medicamentos que pueden pasar a la leche y son perjudiciales para el bebé.
- Aquellas que padecen una infección grave, como por ejemplo la tuberculosis.
- Las que se drogan, abusan del alcohol o tienen el sida.
- Aquellas cuyos hijos muestran una intolerancia a la lactosa o a la fenilcetonuria, ya que no pueden tomar ni leche humana ni leche de vaca.

- Aquellas cuyo hijo nazca con el labio hendido y/o con el paladar hendido, deformaciones bucales que dificultan enormemente el proceso de succión.

101

¿Hay algo que no deba comer mientras doy de mamar?

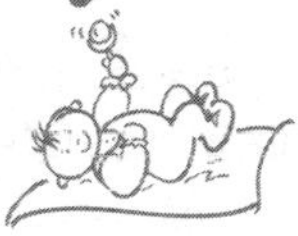

La calidad de la leche materna no depende necesariamente de los alimentos que esta ingiere, pero sí depende de ello la cantidad de leche que produce. Así pues, una mujer que no tome suficientes proteínas y/o calorías, por regla general tendrá menos leche que otra cuya dieta sea más adecuada. De todas formas, no hay que obsesionarse; bastará con seguir una dieta esencialmente sana y tener en cuenta ciertas consideraciones.

Algunas consideraciones sobre la alimentación

1. Ingerir unas quinientas calorías más al día que antes de estar embarazada. Si la mujer ha aumentado excesivamente de peso durante los nueve meses, o ya estaba por encima de su peso ideal antes de concebir el bebé, aumentará menos la cantidad de calorías. De este modo la grasa sobrante servirá para producir leche y la madre perderá esos kilos de más.
2. Aumentar la cantidad de calorías a medida que el niño crezca y precise más leche, pero solo si la báscula nos confirma que estamos por debajo de nuestro peso ideal.
3. Aumentar la cantidad de calcio que consumimos: tomar más leche, queso o yogur.
4. Disminuir ligeramente la cantidad de proteínas que ingerimos.
5. Beber un mínimo de ocho vasos de líquido al día y un máximo de doce, a menos que se sude mucho o que se tenga sensación de sed.

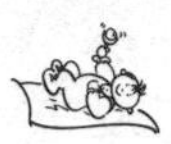

Además del agua, debemos incluir en la cantidad de líquido ingerido la leche, el caldo o la sopa, y los zumos.

Restricciones a tener en cuenta

- Evitar alimentos como el ajo, la cebolla, la col, los espárragos, los productos lácteos en general, el chocolate y algunos condimentos fuertes, pero solo si influyen negativamente o parecen disgustar al bebé.
- Tomar el suplemento vitamínico que nos recomiende el especialista.
- Abstenerse de fumar, ya que muchas de las sustancias tóxicas del tabaco penetran directamente en la sangre de la madre y de ahí pasan a la leche.
- No tomar ningún medicamento sin consultar primero al médico, ni tampoco laxantes, porque pasan a la leche y pueden resultar perjudiciales para el bebé.
- No tomar drogas de ningún tipo.
- Tratar de evitar el alcohol. La madre podrá tomar alguna copa de vez en cuando, pero no por sistema.
- Reducir la ingestión de cafeína.
- Evitar los alimentos con un exceso de productos químicos o de pesticidas.
- Eliminar la sacarina. Es preferible tomar azúcar.

102

¿Cómo sabré si mi hijo come lo suficiente?

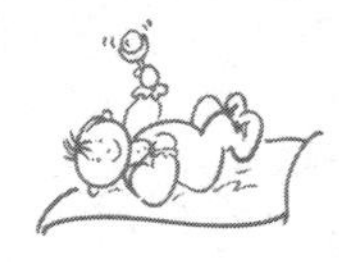

La primera y gran preocupación de las madres, sobre todo de aquellas que han decidido amamantar a sus hijos, es saber si el pequeño come lo suficiente. Aunque el niño mame de forma regular, no sabemos la canti-

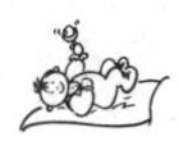

dad de líquido que ha ingerido ni tampoco si tenemos la leche suficiente como para que no pase hambre. Además, todo el mundo se creerá con derecho a opinar, sobre todo las madres y las suegras, y nos dirán que el pequeño está adelgazando y que a lo mejor nuestra leche no es de buena calidad. Una vez más, lo mejor que podemos hacer es tratar de estar bien informadas y tratar de guardar la calma. Durante los primeros dos o tres días, las necesidades alimenticias del bebé son escasas: con el calostro y la reserva de líquidos que tiene su propio cuerpo tienen más que suficiente para sobrevivir. Lo único que necesitan, y en grandes dosis, es cariño. Por esto es tan importante que nos lo pongamos en el pecho, porque el contacto piel con piel le tranquiliza y le permite sentirse protegido y a salvo.

La pérdida inicial de peso

Todos los bebés pierden peso durante los tres primeros días de vida, por lo que no debemos alarmarnos. Lo normal es que, al abandonar la clínica pasados los tres primeros días, nuestro hijo pese entre 200 y 300 gramos menos que cuando nació. El cuarto y el quinto día su peso suele estabilizarse, es decir, no aumenta ni disminuye. Y no es hasta el sexto día cuando finalmente empieza a engordar, entre 20 y 40 gramos diarios.

Método para no volverse loca pensando en la salud del bebé

Cuando abandonemos la clínica y antes de meternos en casa por primera vez, haremos una visita a la farmacia que nos quede más cerca. Pediremos que pesen al pequeño y anotaremos la cantidad exacta en una gráfica o papel. Este será el punto de partida. Si abandonamos el hospital tres días después de dar a luz, sabremos que todo marcha bien si los dos días siguientes continúa pesando lo mismo. El sexto día debería haber aumentado entre 20 y 40 gramos, y el séptimo día, otros 20 o 40 gramos. Si la gráfica de nuestro hijo responde más o menos a estas premisas, podemos estar tranquilos y contentos. De lo contrario, llamaremos al pediatra de inmediato y le explicaremos el problema en cuestión. Hay muchos pediatras que después de la última revisión en la clínica no creen que sea necesario volver a ver al niño hasta pasados unos diez días. No obstante, si usted y su marido se angustian porque no saben muy bien qué hacer o porque tienen demasiadas preguntas a las que no saben qué responder, les aconsejo que concierten una visita mucho antes, al segundo o tercer

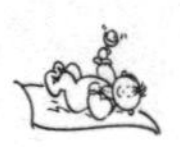

día de estar en casa. No sientan reparos ni piensen que son unos malos padres; nadie nace enseñado y a su hijo le serán mucho más útiles unos padres tranquilos y confiados que unos desesperados e histéricos.

103

Los pechos me duelen tanto que no puedo dar de mamar

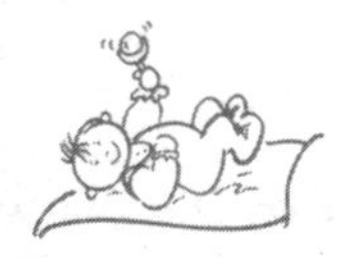

Es normal que cuando se produce la subida de la leche la madre tenga los pechos doloridos y congestionados. Pero estas molestias suelen ser pasajeras siempre que se haga lo adecuado. Por eso es tan importante estimular los pechos desde el primer momento y dar de mamar al pequeño en la misma sala de partos o al poco rato en la habitación; porque si la subida se produce mientras todavía estamos en el hospital, nos sentiremos menos solas y dispondremos de más ayuda profesional.

Posibles complicaciones

- Si los pezones se agrietan, dejaremos que les toque el aire siempre que sea posible. Los protegeremos de posibles roces. Si fuera necesario, aplicaremos la crema que nos prescriba el médico.
- Si se obstruye un conducto, es decir, si nos sale un bulto que enrojece y nos duele, nos aseguraremos de que vaciamos bien ese pecho, ofreciéndoselo primero al bebé y utilizando un sacaleches si fuera necesario.
- En caso de infección seria, avisaremos al médico de inmediato.

Cómo aliviar las molestias

1. Daremos el pecho cada tres horas y un máximo de diez minutos con cada pecho. Si esperamos más tiempo entre toma y toma la congestión aumentará. Y si dejamos que el bebé succione durante 20 minutos, acabaremos con los pezones doloridos e incluso agrietados.
2. No nos saltaremos una toma por mucho que nos duela el pecho ya que lo único que conseguiríamos es que aumentara la congestión.
3. Debemos darle de mamar un rato con cada pecho. Si uno está más dolorido que el otro, empezaremos por el que nos duela menos ya que al principio el bebé succiona con más fuerza. Si los dos están igual de doloridos, empezaremos cada toma con el pecho con el que terminamos la toma anterior.
4. Con un sacaleches eléctrico extraeremos un poco de leche antes de dar de mamar al niño; así disminuiremos la congestión y el pequeño podrá cogerse mejor al pezón.
5. Si el bebé tiene suficiente con lo que saca de un pecho, vaciaremos el otro con un extractor eléctrico y guardaremos la leche en la nevera o en el congelador, para cuando empecemos el destete o por si una mastitis no nos permitiera darle de mamar durante un par de días.
6. Para calmar el dolor, aplicar compresas calientes o frías sobre los pechos; puede utilizar las bolsas de guisantes congelados, ya que se adaptan perfectamente a las mamas.
7. Asegúrese de que lleva un sujetador adecuado que aguanta bien el pecho.
8. Después de dar de mamar al pequeño, deje un rato los pechos al aire.
9. Para lavarlos emplearemos únicamente agua.

Otros títulos en esta colección:

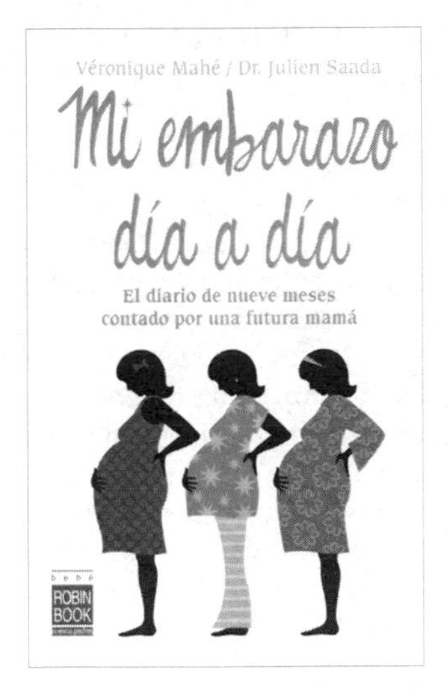

Mi embarazo día a día

Véronique Mahé/ / Dr. Juien Saada

Para ti el embarazo es un terreno desconocido... Comparte las reflexiones, las dudas y las ilusiones de una futura madre que cuenta en su diario absolutamente todo lo que le pasa por la cabeza a lo largo de su embarazo. De la prueba de embarazo hasta llegar al parto, el doctor Julien Saada, tocoginecólogo, comenta las confidencias de Laura y responde a todas las preguntas que se pueden plantear.

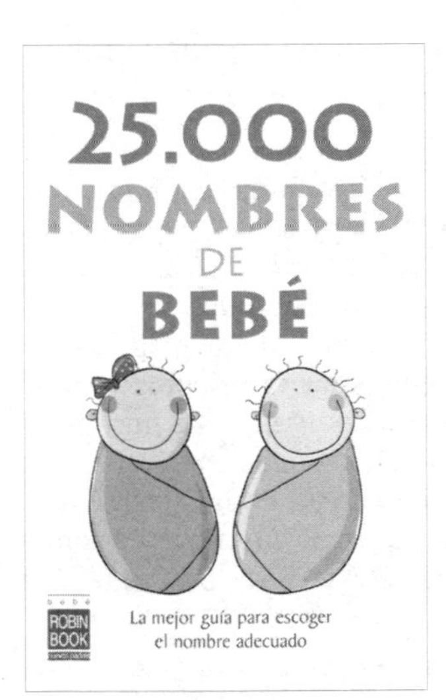

25.000 nombres de bebé

Sin duda, *25.000 nombres de bebé* es la mejor guía para escoger el nombre adecuado. Este libro proporciona miles de sugerencias, informando de su significado y posibles variantes de escritura. Desde los más tradicionales a los más exóticos, pasando por algunos extranjeros ya frecuentes en nuestra sociedad. También incorpora listas de consulta para que el lector pueda comprobar, por ejemplo, los nombres más utilizados o los que están de moda.

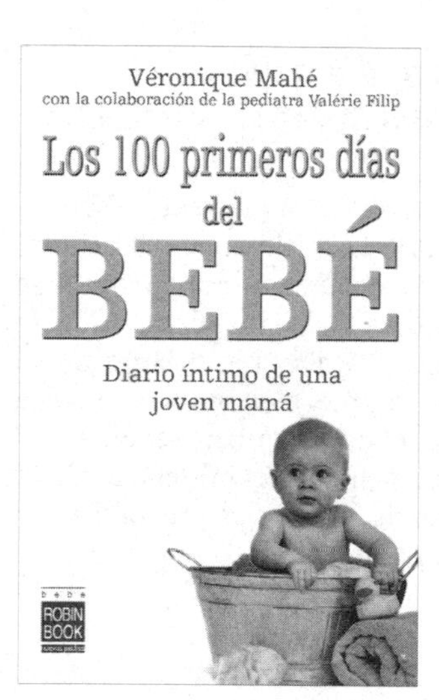

Los 100 primeros días del bebé
Véronique Mahé

¡Al nacer el primer bebé hay razones para sentirse perdida y desorientada! Nada es «natural»: la lactancia, cómo preparar el biberón, por qué el bebé llora tanto... En *Los 100 primeros días del bebé* podrás seguir, día a día, la experiencia de una mamá primeriza, acompañada de consejos médicos, trucos prácticos, juegos para el bebé e informaciones útiles para aprovechar al máximo los 100 primeros días, tan importantes para el pequeño... como para sus padres.

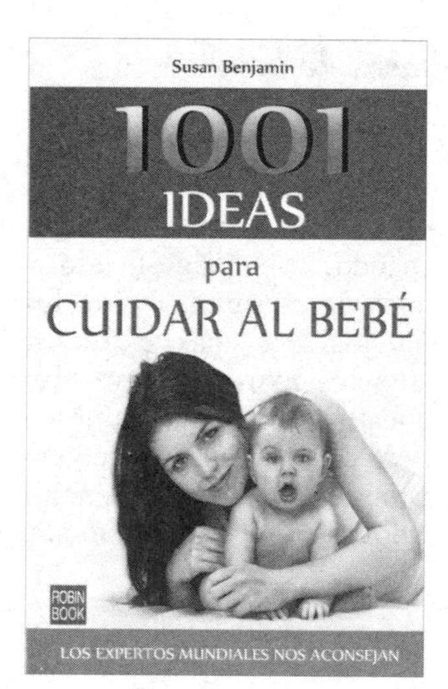

1.001 ideas para cuidar al bebé
Susan Benjamin

Ser padres es una aventura extraordinaria. Pero la falta de experiencia inunda a los progenitores de dudas y temores que muchas veces complican la maravillosa tarea de criar un hijo. Para responder a todas esas inquietudes la psicóloga Susan Benjamin recoge los temas que más preocupan a los padres y, apoyándose en los comentarios de expertos en la materia, desarrolla un libro que aporta soluciones prácticas y consejos clave en los primeros años del niño.

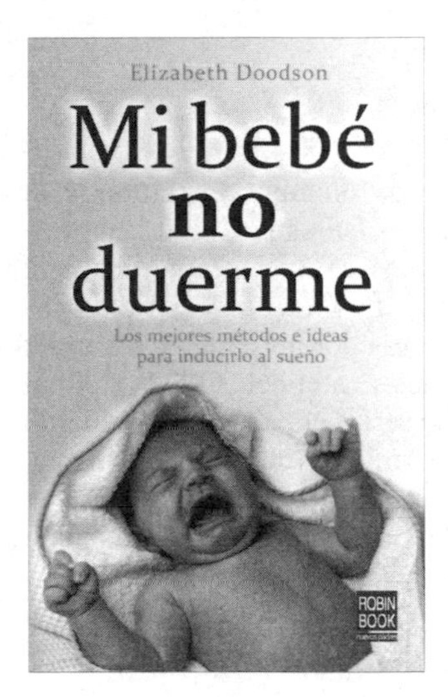

Mi bebé no duerme

Elizabeth Doodson

«¿Qué puedo hacer para que el bebé duerma y me deje dormir?» Esta es sin duda la pregunta que atenaza a muchas madres y padres durante los primeros meses del bebé. Pues bien, para responder a esta pregunta la psicóloga Elizabeth Doodson ha recopilado los consejos de terapeutas, pediatras, psicólogos y especialistas en materia del sueño infantil y ha añadido las nociones básicas que todo padre debe conocer al respecto.

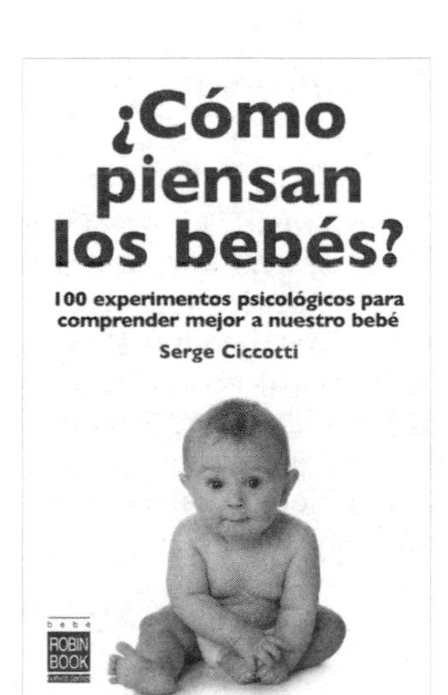

¿Cómo piensan los bebés?

Serge Ciccotti

Sabemos muchas cosas del bebé por intuición, pero ¿hasta qué punto acertamos? ¿Qué sabemos de lo que percibe y de lo que siente? Este libro presenta 100 pruebas llevadas a cabo en laboratorio o en casa, descritas con humor y claridad, que nos permitirán descubrir y comprender las capacidades de los niños pequeños. Un libro que nos ayudará a comunicarnos mejor con el bebé.

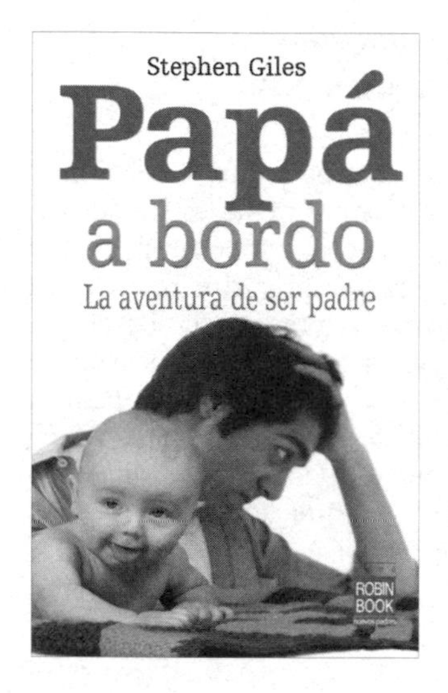

Papá a bordo
Stephen Giles

El nacimiento de un hijo os cambiará la vida. Claro que es fantástico, pero... al principio no sabemos cómo enfrentarnos a la nueva situación. La vida aparece de repente repleta de cosas por aprender y retos por superar. Gracias a Stephen Giles, al final del primer año seréis capaces de cambiar el pañal hasta dormidos (en caso, claro está, de que logréis dormir) y, más importante aún, dominaréis el arte de ser un buen padre.

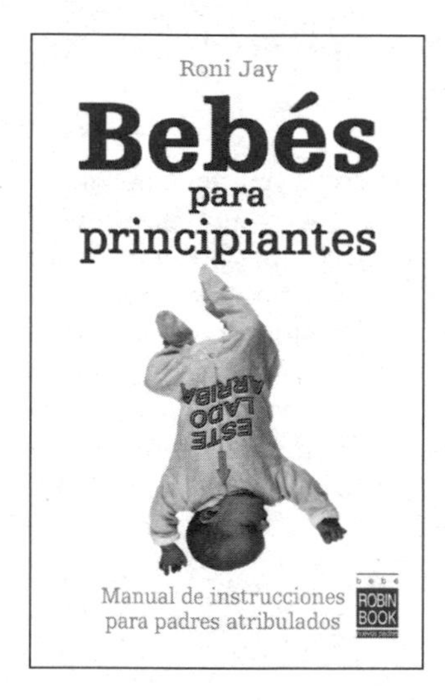

Bebés para principiantes
Roni Jay

Bebés para principiantes no trata los aspectos superficiales, sino que se centra en las cuestiones fundamentales: el nacimiento, la lactancia, cómo dormir al bebé, cómo introducir por etapas los distintos alimentos, etc. El libro ideal para madres y padres principiantes que no tienen muy claro si su hijo llora porque tiene hambre, cólicos, o el pañal repleto.

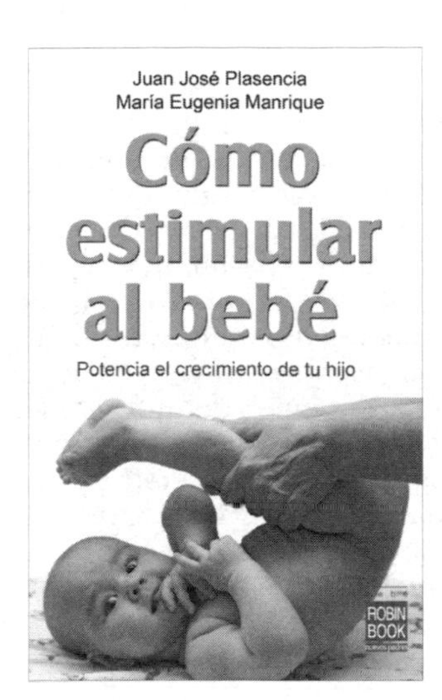

Cómo estimular al bebé
J. J. Plasencia y Mª Eugenia Manrique

Tener un hijo es una aventura extraordinaria, una suerte de amor que hace aflorar éste y otros sentimientos y que nos acompaña en este viaje conjunto. Pero junto a ello también asalta a los padres la necesidad de procurarle al recién nacido un entorno saludable que le posibilite crecer y desarrollarse en plenitud.

Este libro trata de ofrecer las pautas imprescindibles para que en estos primeros meses los padres sean capaces de ofrecer a su hijo los estímulos más adecuados para cada época de su crecimiento, tanto en el plano físico como en el intelectual.

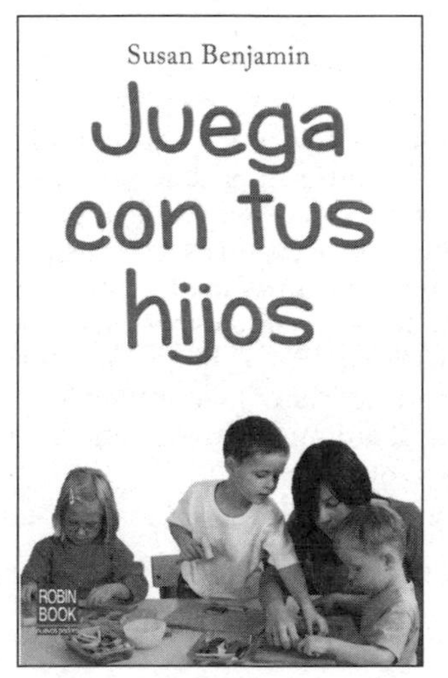

Juega con tus hijos
Susan Benjamin

El juego desempeña un papel fundamental en la educación de los hijos. Y es también el método más eficaz y divertido para que un niño descubra el mundo que le rodea. El juego permite a los niños expresar su creatividad y desarrollar su imaginación, su destreza manual y sus aptitudes físicas, cognitivas y emocionales, por lo que es importante para el desarrollo saludable del cerebro. Por eso es esencial que los padres dediquen unas horas de su tiempo a enseñarles a jugar e incorporar esta tarea a la educación de los más pequeños, en este caso, hasta los seis años de edad.

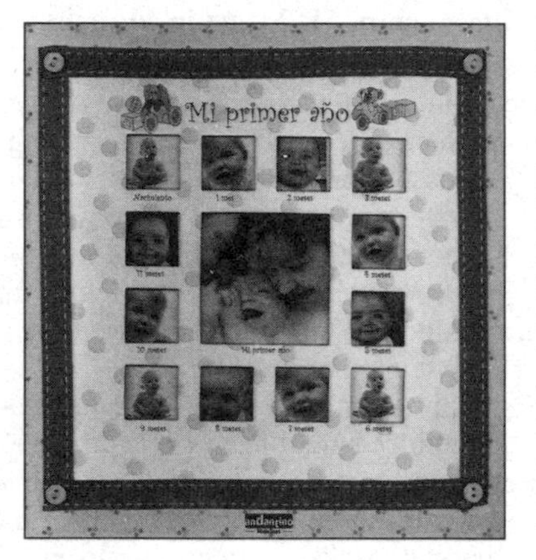

Mi primer año
Conserva los recuerdos del primer año de tu hijo en este bonito álbum de fotografías. Cada página está dedicada a los momentos y hechos más especiales, e incluye un espacio en blanco para que puedas escribir tus pensamientos, sentimientos y recuerdos que te acompañen durante este año tan emocionante. Con casi 40 ventanas para poner las fotografías y páginas donde escribir tus impresiones, este álbum se convertirá en un recuerdo entrañable que guardarás como un tesoro.

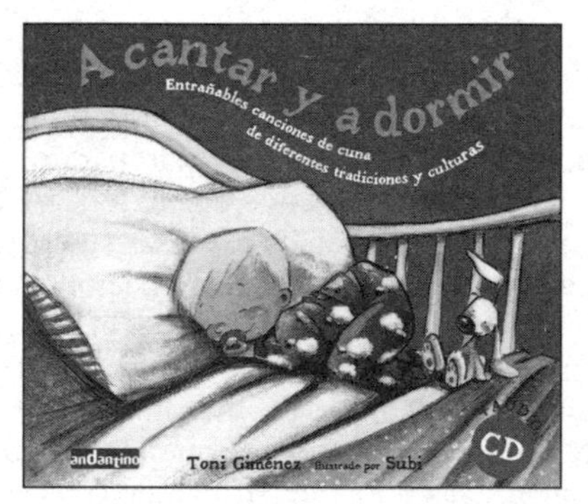

***A cantar y a dormir* (incluye CD)**
Toni Giménez (ilustrado por Subi)
Una selección de nanas de diferentes tradiciones y culturas. La música es un lenguaje universal y las nanas crean un momento especial, de contacto directo con el bebé, invocando la tranquilidad, la confianza y el amor, facilitando así el sueño de los más pequeños.